AF500858

TRAITÉ PRATIQUE

DES

MALADIES VÉNÉRIENNES

PAR

LE Dr FILLEAU

DE LA FACULTÉ DE PARIS.

PARIS

IMPRIMERIE VICTOR GOUPY,

71, RUE DE RENNES, 71.

1876

Te23
436

TRAITÉ PRATIQUE

DES

MALADIES VÉNÉRIENNES

(BLENNORRHAGIE-SYPHILIS)

PAR

LE Dr FILLEAU

DE LA FACULTÉ DE PARIS.

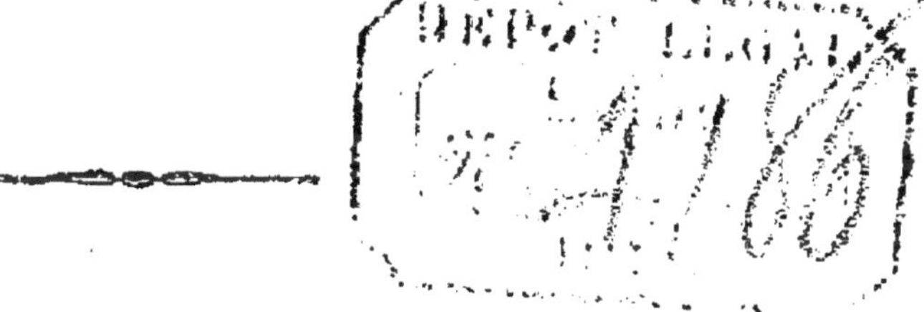

PARIS

IMPRIMERIE VICTOR GOUPY,

71, RUE DE RENNES, 71.

1876

Te 23 436

S 147738

OUVRAGES DU MÊME AUTEUR

TRAITÉ DE PETITE CHIRURGIE

ESSAI SUR LA NÉPHRITE SUPPURÉE

TRAITÉ DES MALADIES DES ENFANTS

A PARIS,

CHEZ L'AUTEUR, 19, RUE DES ARCHIVES.

DE LA BLENNORRHAGIE

Définition.

La *Blennorrhagie* appelée aussi *gonorrhée*, *chaude-pisse*, *écoulement*, *coulante*, est une inflammation spéciale de la muqueuse du canal de l'urèthre et du prépuce chez l'homme, du vagin, de la vulve et de l'urèthre, chez la femme, avec écoulement blanchâtre ou puriforme.

La blennorrhagie prolongée ou chronique prend le nom de *Blennorrhée*.

Dans les ouvrages de médecine ou d'hygiène les plus anciens il est fait mention de cette maladie. Moïse en parle en ces termes dans son *Lévitique* : « L'homme « affecté d'un écoulement de semence sera « déclaré impur ; on reconnaîtra qu'il est « affecté de ce mal à ce qu'une humeur

« impure s'attachera à sa personne. Tous « les lits où il dormira, tous les endroits « où il se sera reposé seront impurs. Vous « apprendrez aux enfants d'Israël à se « garder de l'impureté afin qu'ils ne meu- « rent pas dans leurs souillures. » Hérodote, Hippocrate, Galien et les Arabes ont également décrit la blennorrhagie et de grandes controverses s'élevèrent sur ce sujet au courant du XVIe siècle.

Quelles sont les causes de la blennorrhagie ?

Elles sont presque aussi nombreuses que le nombre des malades qui en sont atteints, chacun ayant l'habitude d'invoquer pour son cas l'influence d'une circonstance spéciale, et si l'on tenait pour valables celles qui sont le plus souvent mises en avant, on s'étonnerait qu'il restât sur la terre un homme qui ne fût pas atteint de la chaude-pisse. Les principales causes, que nous appellerons *les causes réelles*, sont :

1° La contagion;

2° L'irritation des organes génitaux, par suite d'excès vénériens.

Comment s'opère la contagion de la blennorrhagie.

La contagion est certainement la cause la plus efficiente de la blennorrhagie, mais il ne faudrait pas, comme certains auteurs des plus autorisés ont prétendu le faire poser en principe qu'il ne peut y avoir de chaude-pisse sans chaude-pisse.

« *Fréquemment les femmes donnent la* « *blennorrhagie sans l'avoir,* » écrit Ricord dans son livre. « Lorsqu'on remonte, dit-il, « de la manière la plus rigoureuse, et par « l'observation la plus sévère aux causes « déterminantes des blennorrhagies les « mieux caractérisées, on est forcé de voir « et de convenir que le virus blennorrha- « gique fait le plus souvent défaut. »

Rien de plus commun que de trouver des femmes qui ont communiqué des blennorrhées des plus intenses, des plus persistantes, aux conséquences les plus variées et les plus graves, et qui n'étaient affectées que de catarrhes utérins, quelquefois à peine purulents.

Assez souvent le flux menstruel paraît avoir été la cause de la maladie communiquée. Dans un bon nombre de cas, enfin, on ne trouve rien, ou seulement des écarts de régime, des excès dans les rapports sexuels, l'usage de certaines boissons, de certains aliments. De là cette croyance très-répandue chez les malades, croyance très-souvent légitime, qu'ils tiennent leur chaude-pisse d'une femme parfaitement saine. Sur ce point, je connais assurément toutes les causes d'erreur, et j'ai la prétention de dire que personne plus que moi ne se tient en garde contre les fraudes de tout genre semées sur les pas de l'observateur; mais c'est avec connaissance de cause que je formule cette proposition: *fréquemment les femmes donnent la blennorrhagie sans l'avoir.*

Quand on étudie la blennorrhagie sans prévention, sans idée préconçue, on est forcé de reconnaître qu'elle se produit souvent sous l'influence des causes diverses qui peuvent déterminer l'inflammation des autres muqueuses.

Un syphilographe, dont l'autorité égale le talent, M. Fournier, partage non seulement cette opinion de Ricord, mais encore la considère comme restant au-dessous de la vérité: « Pour une blennorrhagie qui « résulte de la contagion, dit-il, il en est « trois au moins où la contagion (dans le « sens précis du mot) ne joue aucun rôle. « De ce que j'ai vu jusqu'à ce jour, il ré- « sulte, pour moi, que l'homme est plus « souvent coupable de la blennorrhagie que « la femme dont il semble la tenir; *il se « donne plus souvent la chaude-pisse qu'il « ne la reçoit.* »

Du rôle de l'irritation des organes dans la propagation de la blennorrhagie.

L'irritation des organes génitaux, de quelque façon qu'elle soit produite, constitue la cause la plus commune de la blennorrhagie.

L'irritation la plus dangereuse consiste dans l'abus du coït. Lorsque des rapprochements trop multipliés, trop prolongés, succèdent à un violent désir qui vient stimuler l'ardeur, la muqueuse de l'urèthre, pour peu qu'elle y soit prédisposée, sera presque à coup sûr envahie par une inflammation qui, bientôt suivie d'écoulement, ne deviendra rien autre chose que la blennorrhagie proprement dite.

Si ces excès vénériens ont été précédés de l'abus de certaines boissons, les chances de contagion seront encore plus grandes. Le vin blanc, le champagne, la bière, pris dans ces circonstances sont les adjuvants de la chaude-pisse, souvent même quand les rapports ont été incomplets et n'ont pas été suivis d'éjaculation.

Si la femme, au milieu de ces circonstances, est sous le coup d'un écoulement menstruel ou d'une leucorrhée, les rapports devront être modérés, car il ne faudrait pas ériger la doctrine que toute femme ayant de la leucorrhée doit donner la blennorrhagie. Comme le dit A. Guérin : « C'est par milliers que l'on compte les « jeunes filles qui ont la leucorrhée au mo- « ment où elles se marient. Combien y en « a-t-il qui donnent la chaude-pisse à leur « mari. Si les fleurs blanches étaient abso- « lument contagieuses, les hommes seraient « forcés de renoncer à se marier dans les « grandes villes, où les conditions hygié- « niques développent de la leucorrhée chez « la plupart des jeunes filles. »

Il est en outre d'observation journalière que le commerce habituel d'une femme enlève toute chance de contagion, même si elle présente continuellement des écoulements de cette nature ; c'est ce que Ricord désigne sous le nom d'*acclimatement.*

Enfin, l'homme peut contracter la blennorrhagie avec une femme indemne de toute altération morbide et de tout flux normal ou non.

Des causes secondaires qui peuvent donner la blennorrhagie.

Après la contagion et après l'irritation

des organes, mille causes concourent à la production et à la propagation de la maladie. Nous citerons entre autres les excitations générales (masturbation, les érections prolongées et contenues). L'introduction de sondes dans le canal, les injections intempestives, les bains trop chauds et trop longs pris après le rapprochement.

Puis viennent les prédispositions physiques : les sujets blonds et lymphatiques offrent plus d'aptitude que les autres, les débauchés sont plus enclins aux accidents que les gens réguliers. Nous devons aussi mentionner les sujets qui, ayant eu une ou plusieurs blennorrhagies, deviennent de vrais récidivistes.

Certains jouissent d'une sorte d'immunité inexplicable et ne reçoivent jamais le châtiment que mériteraient leurs imprudents écarts; de même que telle femme cohabitera avec son mari sans jamais l'infecter et donnera la blennorrhagie à un amant plus passionné.

Les filles publiques travaillent peu à la propagation de cette maladie, parce qu'elles sont peu passionnées et que leur rôle est le plus souvent passif.

C'est ce qui résulte des intéressantes statistiques que nous empruntons au remarquable travail de M. Fournier ; 387 cas de blennorrhagie relevés par lui se répartissent ainsi :

Blennorrhagies contr.	avec	filles publiques. . .	12
—	—	prostituées clandestines.	44
—	—	filles entretenues, filles de théâtre. .	138
—	—	ouvrières.	126
—	—	domestiques	41
—	—	femmes mariées . .	26
			387

Ricord a plaisamment formulé aussi tous ces préceptes dans sa fameuse recette pour attraper la chaude-pisse, féconde en salutaires enseignements.

« Voulez-vous, dit-il, attraper la chaude-« pisse? En voici les moyens : prenez une « femme lymphatique, pâle, blonde plutôt « que brune, aussi fortement leucorrhéi-

« que que vous la pourrez rencontrer; dînez « de compagnie, débutez par des huîtres et « continuez par des asperges; buvez sec « et beaucoup, vin blanc, champagne, café, « liqueurs, tout cela est bon; dansez à la « suite de votre repas et faites danser votre « compagne; échauffez-vous bien et ingé- « rez force bière dans la soirée; la nuit « venue conduisez-vous vaillamment: deux « ou trois rapports ne sont pas de trop et « mieux vaut davantage; au réveil n'ou- « bliez pas de prendre un bain chaud et « prolongé; ne négligez pas non plus de « faire une injection, ce programme rem- « pli consciencieusement, si vous n'avez « pas la chaude-pisse, c'est qu'un Dieu « vous protège. »

Symptômes auxquels on reconnaît la blennorrhagie.

Il s'écoule toujours un temps plus ou moins long entre le contact infectant et l'éclosion de la maladie.

Presque tous les auteurs modernes sont

d'accord pour fixer l'époque d'apparition des premiers symptômes au quatrième ou au cinquième jour. On croit généralement que cette limite s'étend à neuf jours, c'est sinon une erreur du moins une exception rare.

On a vu chez les sujets prédisposés la blennorrhagie éclater après deux jours.

Souvent des malades viennent consulter leur médecin, fort étonnés d'être affectés d'un écoulement uréthral et déclarant en toute sincérité qu'ils n'ont vu aucune femme depuis plusieurs semaines. Ceux-là sont presque toujours des *récidivistes* qui ont vu un ancien mal reparaître, sous l'influence d'une excitation quelconque, étrangère au commerce des femmes, telle que excès de table, de fatigue, etc.

Le premier symptôme qui se manifeste consiste, dans presque tous les cas, en une sorte de chatouillement, de cuisson légère au bout de la verge au-dessous du gland ; l'émission de l'urine occasionne aussi une certaine chaleur. Cependant, dans bien des cas, l'écoulement apparaît d'emblée sans être annoncé par ce chatouillement.

On voit bientôt après l'écoulement apparaître. Une goutte de mucosité blanchâtre, opaline, filante ne tarde pas à se présenter au méat, si on le presse légèrement.

Bientôt tous les phénomènes augmentent d'intensité pour constituer la maladie dans son entier développement. Le chatouillement du méat devient une cuisson brûlante, l'écoulement prend de plus en plus sa nature purulente en épaississant et en devenant d'une jaune verdâtre; il devient abondant et tellement visqueux qu'il établit une adhérence entre le linge et l'organe malade.

Bientôt le malade ne peut uriner sans des douleurs cuisantes d'autant plus intolérables que, le col de la vessie étant impressionné, les envies d'uriner deviennent incessantes, la verge se gonfle, les érections sont douloureuses, surtout le matin.

Pendant un certain temps, variable selon les conditions dans lesquelles se trouve le sujet, les symptômes vont en augmentant; puis ils restent stationnaires et vont en s'amoindrissant jusqu'à ce qu'ils passent à l'état chronique.

C'est en général à l'abondance de l'écoulement et à sa nature que se mesure l'intensité de la blennorrhagie. Lorsque l'écoulement est verdâtre la maladie est à son maximum d'intensité, c'est à ce moment qu'on le voit souvent mélangé de sang.

La douleur suit aussi les phases de la maladie dans leur développement. La cuisson du début se change parfois en une douleur tellement horrible que les malades redoutent avec effroi le moment où il faut uriner. La douleur, en général, remonte du méat urinaire à la racine de la verge pour venir se localiser de nouveau sous le gland au moment de la guérison.

Il n'est pas rare de voir des blennorrhagies très-intenses n'être accompagnées dans toute leur évolution d'aucune douleur.

L'inflammation qui occupe toute la muqueuse du canal de l'urèthre empêche celui-ci de se développer dans toute son étendue pendant l'érection de la verge, de là les souffrances cruelles qui accompagnent cet acte, et la forme recourbée que prend l'organe, ce qui a fait donner à cet état le nom de *chaude-pisse cordée*.

Parfois le gland seul est arqué et projeté en bas.

Combien de temps dure la blennorrhagie?

La durée de la blennorrhagie est soumise tant au mode de traitement dirigé contre elle, qu'au tempérament et aux habitudes du malade. Lorsque les complications ne viennent pas entraver le traitement, la maladie peut guérir en deux, trois et cinq semaines. Quelquefois malgré tous les efforts, on atteint deux ou trois mois, jusqu'au moment où la blennorrhagie devenant chronique, c'est-à-dire *blennorrhée*, le mal alors invétéré peut rester inexpugnable pendant des années. C'est surtout sur cet état chronique, *goutte militaire*, que nous insisterons au chapitre du traitement, car là est le point qui cause le plus de soucis et le plus de découragement aux malades.

Rien n'est plus rebelle que ces écoulements lorsqu'ils sont invétérés chez certains sujets lymphatiques ou chez ceuxqui, comme nous l'avons dit plus haut,ont pour la blennorrhagie uneaptitude toutespéciale

Ce qui prolonge souvent la durée dela chaude-pisse c'est la facilité avec laquelle se produisent les recrudescenses pendant le traitement ou les rechutes, trop souvent imminentes au lendemain de la guérison.

Aucune autre maladie ne présente une égale aptitude à se reproduire. C'est surtout vers son déclin que ces rechutes sont fréquentes, surtout si à cette période on fait quelque infraction aux règles d'un traitement sévère etméthodique, ou si l'on commet quelque excès de fatigue, de table ou autre.

Il y a plus, la maladie paraissant complétement éteinte depuis six, huit ou dix jours, lorsque tout écoulement et que tous symptômes d'inflammation ont déjà disparu, des recrudescences se manifestent encore. Hunter prétend en avoir observé un mois après la guérison apparente. Ces rechutes peuvent se reproduire trois ou quatre fois de suite et constituer ainsi une véritable *chaude-pisse à répétition.*

Souvent certaines injections données au début de la maladie *masquent* le mal en diminuant l'écoulement et en atténuant la douleur; mais ces guérisons ne sont qu'éphémères, quand elles ne dissimulent pas le point de départ d'accidents inflammatoires de la plus haute gravité.

Nous reviendrons du reste sur ce point, au chapitre du traitement.

Quelle est la terminaison de la blennorrhagie ? Goutte militaire.

La blennorrhagie guérit presque toujours dans les limites du temps indiqué, lorsqu'elle a été combattue par un traitement convenable.

Mais trop souvent, malgré les efforts du médecin et le bon vouloir du malade, elle aboutit à la BLENNORRHÉE OU BLENNORRHAGIE CHRONIQUE. Cette forme prend le nom (consacré par l'usage) de GOUTTE MILITAIRE.

Dans la goutte militaire, l'écoulement purulent est remplacé par un suintement laiteux dont on voit sourdre une goutelette lorsque l'on presse le gland, le matin avant d'avoir uriné : c'est cette goutte, qui ayant séjourné pendant la nuit dans le canal de l'urèthre, se moule en quelque sorte et produit ces filaments blanchâtres qui nagent dans l'urine et que les malades comparent à de petits serpents, à de petites anguilles.

Les malades portant la GOUTTE MILITAIRE ne souffrent pas et beaucoup d'entre eux n'en ont même pas conscience, pour peu qu'ils ne poussent pas très-loin le soin de leur personne et le souci de leur santé.

Mais à côté des insouciants nous observons tous les jours grand nombre de malades affectés de cette persistance du suintement blennorrhéique au point d'en avoir le moral troublé.

« Certains malades, dit M. Fournier, « font de cette goutte uréthrale l'objet de « leurs préoccupations constantes; ils « l'épient, ils la cherchent à chaque ins- « tant du jour; ils se découragent, essayent « de cent remèdes, et finalement tombent « dans un véritable état de désespoir. »

Des troubles moraux (hypocondrie, mélancolie) peuvent alors se manifester et aboutir même au suicide.

Il est vrai que les conséquences de la blennorrhée peuvent jusqu'à un certain point légitimer ces appréhensions, si on abandonne la maladie au hasard ou si on la soumet à un traitement d'aventure, car là est l'origine des ulcérations profondes et des rétrécissements consécutifs de l'urèthre.

Il ne faudrait pas cependant peindre le tableau avec des couleurs aussi sombres que le fait Desruelles dans son histoire de la blennorrhagie uréthrale :

« Un simple suintement uréthral, dit-il, « peut produire des résultats terribles. « C'est une affection grave, profonde, qui « s'enracine de plus en plus avec les an-« nées, qui désorganise le canal, qui ré-« pand son influence sur l'organisme en-« tier, marche environnée d'accidents les « plus inattendus, de lésions les plus bi-« zarres, d'infirmités les plus dégoûtan-« tes..... qui peut empoisonner les premiers « embrassements d'une épouse et maculer « les fruits d'une union légitime ».

Variétés de la blennorrhagie.

L'écoulement blennorrhagique se présente sous des formes très-variées.

La nature de cet écoulement n'est pas constante. Le liquide jaune verdâtre, qui appartient à la maladie lorsqu'elle est à son maximum d'intensité, peut à cette même période rester blanc et laiteux, les phénomènes inflammatoires étant tout aussi aigus. Le liquide affecte parfois une teinte rosée ou rougeâtre.

« Cet écoulement menstruiforme, dit « Ricord, s'observe quelquefois dans les « blennorrhagies contractées au contact « des règles ».

Souvent aussi la blennorrhagie n'atteint qu'une partie du canal, où elle se fixe et où s'effectue toute son évolution.

La maladie après avoir résisté au traitement le plus énergique, disparaît quelquefois brusquement et comme par enchantement, et cela au milieu des conditions les plus propres à exciter les maladies.

C'est une opinion très-répandue et volontiers admise dans le monde des familiers de la chaude-pisse, qu'une « bonne noce » peut guérir la blennorrhagie. C'est là de la clinique de brasserie. Pour être agréable, ce traitement n'en est pas moins perfide; que de malheureux pris tous les jours à ce piége!

Traitement de la blennorrhagie.

Avant d'aborder dans ses détails le traitement de la blennorrhagie, nous croyons devoir parler du copahu qui est le véritable spécifique, le seul remède héroïque dont nous soyons armés pour combattre efficacement la maladie. Nous formulerons ensuite les règles auxquelles doivent se conformer les malades à toutes les périodes et dans toutes les formes de la maladie, aussi bien que dans les diverses complications qu'elle présente.

Du copahu.

Le copahu est produit par plusieurs espèces d'arbres du genre copaïfera (famille des légumineuses) qui croissent naturellement dans les contrées de l'Amérique Méridionale depuis le Mexique jusqu'au Brésil et aux Antilles.

Vers le milieu de l'été, on fait, sur l'écorce des arbres adultes, une incision profonde; il s'écoule presque immédiatement un liquide oléo-résineux dont la quantité variable peut s'élever jusqu'à six kilogrammes. Cette opération peut être opérée deux ou trois fois sur le même arbre dans le cours d'une saison.

Dès 1648 l'usage du copahu était introduit en médecine par Margraff et Pison. En 1710 il fut l'objet d'une dissertation très-remarquable de Hope.

L'usage s'en répandit bientôt en Allemagne, de là en Angleterre, en Hollande, en Italie. Astruc l'introduisit en France (1755).

En 1786 Hunter a entrevu la vérité sur l'action thérapeutique du Copahu. « Il « serait possible, disait-il, que les médica- « ments (si nous en possédions), introduits « dans l'économie fussent éliminés avec « l'urine qui leur servirait de véhicule, et « qu'ils exerçassent leur influence sur la

« paroi interne de l'urèthre au moment de « leur passage à travers ce canal.

« Le baume de Copahu, dit-il ailleurs, di« minue la disposition des tissus à secréter « du pus, ce qui paraît toujours salutaire. »

Ansiant, Delpech, Larrey, dès les premières années du XIXe siècle, administraient le Copahu à fortes doses au début de la blennorrhagie ou dans sa période d'état.

D'après Robin et Littré, le Copahu est « un stimulant très-actif dont l'action « porte spécialement sur les membranes « muqueuses. Le Copahu amène une mo« dification des muqueuses et, à ce qu'il « paraît, de l'urine très-favorable à la « muqueuse. »

A doses modérées il agit comme stimulant digestif, loin d'entraver l'alimentation il augmente l'appétit; il produit cependant de la constipation ou quelques selles diarrhéiques; alors il est absorbé et ses principes constituants sont éliminés par les reins dont la secrétion est augmentée.

Les urines prennent une odeur partilière rappelant celle du Copahu lui-même. En même temps des besoins fréquents d'uriner et une légère sensation de chaleur pendant l'émission témoignent d'un certain degré d'excitation des voies urinaires.

Jouissant de ces propriétés spéciales, le Copahu était indiqué naturellement comme le spécifique de la blennorrhagie. Aussi fut-il admis avec une grande faveur dans les hôpitaux et devint-il rapidement populaire après que l'Académie de médecine eut couronné en 1837, sur le rapport de Cullérier et de Guéneau de Mussy, le remarquable travail de Raquin sur un nouveau moyen d'administrer le Copahu dans une capsule de gluten au lieu d'une capsule de gélatine. » (*Bulletin de l'Académie de médecine*, 1837 (1).

(1) Extrait du rapport approuvé à l'unanimité par l'Académie de médecine de Paris. — « Les capsules glutineuses de Raquin sont ingérées avec facilité.

« Elles ne causent dans l'estomac aucune sensation désagréable; elles ne donnent lieu à aucun renvoi, à aucune éructation, comme cela arrive plus ou moins après l'injection des autres préparations de copahu, même des capsules gélatineuses.

« L'*efficacité* des capsules de Raquin n'a présenté *aucune exception*. »

Lu et adopté en séance, le 27 juin 1837.

Le secrétaire perpétuel, E. PARISET.

C'est en effet à Raquin que la thérapeutique est redevable d'un médicament qui, offrant toute garantie au médecin par son mode de préparation, surmonte en même temps la répugnance du malade par la facilité avec laquelle il peut être absorbé.

C'est surtout à l'intérieur que le Copahu est administré.

Quelques médecins se sont élevés contre son emploi, s'appuyant sur ce qu'il produit des troubles digestifs. Il est établi aujourd'hui que ces troubles digestifs, lorsqu'ils ne vont pas jusqu'à l'intolérance absolue, aident à la guérison de la blennorrhagie par leur action purgative. « Il faut « admettre un fait, dit Trousseau, que la « pratique démontre à tout médecin clair- « voyant, c'est que la constipation est « défavorable à la cure de la blennorrha- « gie et qu'une légère dérivation intesti- « nale ou tout au moins la liberté du « ventre, est au contraire une bonne con- « dition de succès. »

Le Copahu est souvent associé à d'autres substances, telles que poivre de Cubèbe, Matico, Sels de fer (opiats). Nous croyons que cette association est souvent plutôt nuisible qu'efficace.

C'est le Copahu seul qui guérit la blennorrhagie, aussi faut-il le donner aussi pur que possible et c'est ce qui constitue la valeur et le succès thérapeutiques des Capsules de Raquin, les seules qui soient faites avec *copahu titré*, c'est-à-dire du copahu contenant toujours en proportions égales les différents principes dont ce baume est composé.

On ne saurait trop insister sur ce point, le traitement de la blennorrhagie étant trop souvent encombré des impedimenta de la pharmacopée. Mais avant tout le Copahu doit être pur et, malheureusement, comme c'est une substance de prix élevé et d'un débit considérable, la spéculation peu scrupuleuse a répandu à profusion des préparations de toute nature dans lesquelles de petites quantités de Copahu sont mélangées soit avec des huiles grasses communes de Ricin ou des Térébenthines. De là des insuccès et souvent des accidents.

En terminant cette étude sommaire sur

le Copahu nous devons parler des autres applications que l'on en fait en médecine.

Dans certaines affections de la peau (Psoriasis) le Copahu a donné des résultats très-remarquables et nous avons vu nous-même un cas de cette affection, terrible par sa ténacité, céder au bout de quelques mois à l'usage des Capsules de Copahu.

Mais c'est surtout dans le catarrhe des bronches que l'efficacité du Copahu est remarquable. N'y a-t-il pas du reste une analogie frappante entre l'action thérapeutique exercée sur le catarrhe uréthral et sur le catarrhe bronchique.

Bretonneau l'avait employé avec succès en lavements contre le catarrhe pulmonaire chronique.

Hirtz, de Strasbourg, a publié récemment un cas de blennorrhée bronchique extrêmement abondante guérie en dix jours par une dose journalière de 4 grammes de Copahu en capsules de Raquin (8 capsules).

Nous avons eu pendant l'hiver qui vient de s'écouler de trop fréquentes occasions d'utiliser cette action salutaire du Copahu sur les bronches, et nous avons pu enregistrer de nombreuses observations dans lesquelles les Capsules de Raquin ont enrayé des catarrhes aigus et chroniques qui compromettaient gravement la santé des malades.

Enfin le Copahu administré dans le Croup a donné quelques résultats heureux (Bergeron, Herard, Dumontpallier).

Traitement pour faire avorter la blennorrhagie.

Dès que l'existence de la blennorrhagie est constatée il n'est point de malade qui n'ait quelque recette en poche pour la supprimer en quelques instants.

C'est un désir bien naturel et tous les efforts faits dans ce sens sont très-louables, mais non exempts de danger.

L'ensemble des moyens employés pour arrêter la blennorrhagie dès son début constitue le *traitement abortif*.

Les principaux sont :

1° Les injections énergiques;
2° Les balsamiques (copahu);
3° Les injections et les balsamiques réunis.

Injections.

L'injection le plus ordinairement usitée pour *couper* la chaude-pisse est l'injection au nitrate d'argent :

50 centigrammes pour 30 grammes d'eau.

Ricord en conseille une, deux ou trois du premier au troisième jour.

Que se passe-t-il lorsque le malade prend une injection aussi violente?

D'abord, douleur vive s'étendant du bout de la verge aux aines, aux cuisses et aux reins — difficulté presque invincible pour uriner — écoulement abondant blanchâtre mêlé de pellicules blanchâtres pendant deux ou trois jours; puis l'écoulement se tarit et la guérison est obtenue, tout est bien; mais 18 fois sur 20 les choses se passent autrement :

Le malade a cruellement souffert de son injection et de ses conséquences immédiates et à sa blennorrhagie simple sont venues s'ajouter des complications étrangères qui rendront la cure plus longue et faciliteront les récidives.

Nous devons mentionner ici les orchites qui souvent sont le résultat de ces manœuvres imprudentes; puis les rétrécissements de l'urèthre dont nous parlerons au chapitre des accidents consécutifs de la blennorrhagie.

Balsamiques.

Dès que la chaude-pisse est établie depuis 24 heures il n'y a même plus à tenter les chances aléatoires de l'injection abortive. Avec le Copahu administré à cette période on n'arrive pas toujours à juguler la maladie, mais au moins on ne s'expose pas aux douleurs et aux complications qui suivent l'injection au nitrate d'argent. C'est dans ce cas qu'il faudra prendre le Copahu à très-haute dose, 12 à 24 Capsules de Raquin par jour (Cullerier). Au bout de quatre à cinq jours l'écoulement peut être tari : « Gardez-vous, ajoute Cul-« lerier, d'interrompre aussitôt le traite-« ment, le mal reprendrait tout de suite le « dessus; seulement diminuez peu à peu « les doses de deux capsules par jour, par « exemple. »

Quant au bout de huit jours ce traitement n'a pas réussi, il ne faut pas insister.

Injections et balsamiques.

Ricord s'est toujours montré très-partisan de l'association de cette double méthode : « Il est bon, dit-il, dans ce cas, d'observer « que les doses des medicaments devront « être plus fortes que lorsqu'il s'agit de « supprimer un écoulement d'une façon « graduelle, attendu que c'est par un effet « perturbatif, par une révulsion brusque, « que l'on devra arriver au résultat qu'on « cherche. »

Le traitement devra donc être ainsi formulé :

Trois fois par jour prendre une injection

que l'on maintiendra dans le canal pendant 3 ou 4 minutes

Eau distillée.	200 gr.
Sulfate de zinc.	1 gr.

ou bien

Eau distillée.	200 gr.
Sulfate de zinc . . . } Acétate de plomb. . }	3 gr.

ou bien

Eau distillée	200 gr.
Laud. de Sydenham .	20 gouttes
Teinture de Ratanhia.	20 gr.

En même temps on administrera le Copahu de Raquin à la dose de vingt capsules par jour, dix matin et soir, avant les repas, pendant trois jours ; puis en diminuant d'une capsule matin et soir, pendant douze à quinze jours.

Si au bout de quinze jours l'écoulement n'est pas tari, il faudra avoir recours à la méthode rationnelle de traitement.

Traitement rationnel de la blennorrhagie.

En appliquant à la blennorrhagie le traitement rationnel, on est sûr de guérir souvent plus vite que par les méthodes abortives dont nous venons de parler plus haut, et l'on est surtout moins exposé à voir la blennorrhagie dégénérer en blennorrhée ou chaude-pisse chronique.

Deux éléments composent le traitement de la blennorrhagie : la *médication* ou emploi des remèdes et l'*hygiène* à suivre.

Médication ou emploi des remèdes.

L'expérience démontre qu'il faut avant tout combattre l'inflammation existante, la blennorrhagie étant par-dessus tout une maladie inflammatoire. Pour cela le malade prendra, pendant trois jours, deux litres par jour de boisson adoucissante sucrée : Chiendent, graine de lin, orge, queue de cerises, au choix. Dans chaque litre de tisane on fera dissoudre un paquet de bicarbonate de soude. De cette façon le malade urinera copieusement et lavera son canal.

« On a prétendu, dit Cullerier, que les
« malades souffrant en urinant c'était multiplier leur douleur que de les faire pisser souvent. C'est une erreur car, en
« leur faisant absorber de l'eau dans de
« grandes proportions, on rend l'urine
« moins âcre et son passage à travers l'urèthre moins douloureux. Si vous en voulez une preuve, comparez la miction
« (action d'uriner) pendant la journée à
« celle du matin, vous verrez que cette
« dernière est très-pénible, ce qui tient à
« ce que l'urine est plus chargée de sels
« par suite de son séjour plus prolongé
« dans la vessie, séjour pendant lequel la
« partie liquide est absorbée, et c'est justement à cet inconvénient que remédient
« les boissons abondantes. »

Les grands bains chauds seront donnés pendant cette période, un par jour pendant une heure, et si l'inflammation est encore trop vive, comme cela se voit dans certains cas, on tiendra la verge enveloppée dans un *cataplasme-compresse* de JOUANIQUE, et le médecin jugera au besoin de l'opportunité d'application de sangsues.

Après cette période passée (trois ou quatre jours) on cesse l'emploi des bains et des tisanes délayantes et l'on prend le copahu de Raquin, de six à dix-huit capsules, matin et soir, selon l'intensité de la maladie et l'abondance de l'écoulement. Tant que l'écoulement se maintient dans les mêmes proportions, tant que l'action d'uriner est douloureuse, que les érections sont pénibles, il faut, autant que l'estomac le peut tolérer, prendre un nombre élevé de capsules; puis, lorsque le mieux s'annonce, continuer en diminuant la dose d'une capsule matin et soir, mais surtout en prolonger l'usage si l'on ne veut s'exposer aux déceptions et aux récidives dont nous avons parlé plus haut.

Il est rare qu'avec ce traitement, sévèrement suivi, la guérison se fasse attendre au delà de 15 à 20 jours.

Si l'estomac est trop intolérant et si le copahu provoque trop rapidement de la diarrhée et des éructations (renvois), au lieu de prendre le nombre de capsules en deux fois on pourra fractionner la dose et prendre le même nombre en quatre fois ; c'est là tout le secret de la tolérance du copahu par l'estomac.

Parmi les autres préparations préconisées dans le traitement de la blennorrhagie, nous avons, au nombre des plus célèbres, la fameuse potion Chopart, qui certainement a occasionné plus de gastralgies qu'elle n'a guéri de blennorrhagies.

Les opiats composés donnent de bons résultats, mais à la condition qu'ils renferment une dose suffisante de copahu, e malheureusement, il est trop facile d'introduire sous cette forme des copahus altérés ou de mauvaise provenance.

Il est quelquefois avantageux et même indispensable, comme l'a fait observer Cullerier, d'associer le cubèbe au copahu, dans les cas de blennorrhagie rebelle, par exemple, ou lorsque les voies digestives s'opposent au copahu par une intolérance invincible. C'est pour répondre à cette indication que les capsules de Raquin au copahu et à l'extrait éthéré de cubèbe ont été préparées. Ces capsules renferment une quantité d'extrait de cubèbe représentant le tiers de leur poids de cette substance en poudre, et l'on sait quelle répugnance légitime éprouvait le malade à prendre cette poudre délayée dans l'eau, enveloppée de pain azyme ou mélangée à un opiat. Ces capsules se prennent à la même dose et de la même façon que celles au copahu pur, administré seul.

Dans nombre de cas aussi on administrera alternativement le cubèbe ou le copahu. Ainsi on prendra six capsules de copahu de Raquin le matin, et le soir six capsules de Raquin au copahu et extrait de cubèbe. Cette méthode est préférable à tous les opiats et électuaires en usage.

Injections.

Dans la troisième période de la médication on a coutume de donner les injections.

Lorsque, après avoir pris le copahu pendant un certain temps, que la douleur ayant disparu, l'écoulement se trouve réduit à un simple suintement, analogue à celui de la goutte militaire, alors commence le rôle des injections. « Attendez « toujours, dit Cullerier, pour prescrire « les injections que l'action du cubèbe et « du copahu soit épuisée. C'est alors seu« lement qu'elles sont évidemment à leur « place. »

L'injection que nous préférons est celle-ci:

Eau distillée.. . .	200 gram.
Sulfate de zinc . .	1 gram.

Ou la même injection additionnée de 20 gouttes de laudanum.

Les injections doivent être prises au moins trois fois par jour et conservées pendant trois minutes au moins dans le canal.

L'injection n'entre jamais dans le traitement de la blennorrhagie que comme *adjuvant*, et c'est à la médication interne que l'on doit toujours la guérison, et surtout c'est grâce à elle que l'on se préserve des rechutes ou de la blennorrhée.

Nous ne parlerons pas ici des mille substances usitées en injections, les considérant plutôt comme nuisibles qu'utiles.

Nous devons mentionner cependant les injections dites *isolantes*, au sous-nitrate de bismuth. Elles ont joui d'une grande vogue, bien qu'ayant occasionné souvent des accidents en se solidifiant dans le canal, en l'obstruant et en *l'écorchant*. « J'ai « vu, dit Rollet, à propos de ces injections, « des malades être pris tout à coup de dif- « ficulté d'uriner et rendre avec effort des « concrétions de bismuth, sortes de « tampons formés par le résidu des injec- « tions avec les mucosités du canal. »

Hygiène à observer pendant la durée de la blennorrhagie.

C'est souvent parce que les malades ne veulent pas se conformer à une hygiène convenable que la blennorrhagie dure indéfiniment ou se complique. Un régime alimentaire spécial devra être scrupuleusement observé.

Les malades s'abstiendront avant tout de bière (dont l'abus seul suffit quelquefois à donner des écoulements), de vin blanc, de café, de thé, de cidre ; la seule boisson permise est l'eau rougie, un verre de Bordeaux pur à chaque repas sera indispensable aux sujets anémiques ou débilités.

On s'abstiendra d'asperges, de fraises, de salades et d'acides. Les exercices violents, la marche exagérée et surtout l'équitation seront interdits.

Si le malade est obligé de voyager, il fera bien de prendre des bains frais et de faire des lotions sur les parties aussi souvent que possible. Il devra aussi être muni de capsules de Raquin, qui devront être toujours prises méthodiquement avec une grande régularité.

On devra porter un suspensoir pendant toute la durée de la maladie et pendant quelques semaines après. *Les soins de propreté devront être exagérés et poussés à l'excès.*

Les malades ne sauraient être trop prévenus que le moindre contact du pus blennorrhagique avec les yeux peut produire une ophthalmie qui les expose à perdre la vue en quelques jours.

Chaque fois qu'ils auront touché leur verge ou leur linge, ils devront se laver scrupuleusement les mains. Nous avons vu un cas d'ophthalmie blennorhagique communiquée par le contact de la chemise sur l'œil d'un malade, en se déshabillant.

Quelles sont les complications qui accompagnent ou succèdent quelquefois à la blennorrhagie et comment doivent-elles être traitées?

Ce sont (et nous ne parlerons que des principales) :

1° *La blennorrhée ou goutte militaire;*

2° *Les rétrécissements de l'urèthre;*

3° *L'orchite;*

4° *L'ophthalmie blennorrhagique;*

5° *Le bubon;*

6° *L'arthrite ou rhumatisme blennorrhagique;*

7° *Accidents du côté des organes urinaires.*

La blennorrhée.

La blennorrhée ou *chaude-pisse chronique*, *goutte militaire*, succède, comme nous l'avons déjà dit, à la chaude-pisse aiguë.

La guérison en est toujours longue à obtenir et on n'y arrive qu'à force de patience et de méthode.

Lorsque l'on veut se débarrasser d'une goutte militaire invétérée, il faut d'abord réveiller l'*écoulement*, le rendre abondant comme au début de la maladie au moyen des boissons délayantes et du bicarbonate de soude, selon les formules indiquées ci-dessus, — on fera également usage des bains, — et lorsque au bout de quelques jours, l'écoulement sera rétabli, on agira comme dans la chaude-pisse ordinaire, au moyen des capsules de Raquin et des injections dont nous avons formulé l'emploi. Il faut quelquefois avoir recours à l'introduction de bougies dans le canal, mais ce moyen essentiellement chirurgical ne doit pas être employé sans que le médecin en juge l'opportunité et en prenne le soin.

Parmi les injections préconisées contre le suintement de l'urèthre, nous devons mentionner les deux suivantes qui ont souvent réussi :

Eau distillée.. . . . . 100 gr.
Vin rouge du midi. . . . . 50 gr.
ou bien :

Eau distillée. . . . . } de chaque 100 gr.
Vin de Roussillon. }

Tannin.. . . . . . . } de chaque 1 gr.
Alun. . . . . }

Ces injections seront prises trois fois par jour.

Rétrécissement du canal de l'urèthre.

Lorsque la blennorrhagie a été traitée par des injections caustiques trop violentes (nitrate d'argent, injections abortives), ou bien lorsque la négligence du malade, son défaut d'hygiène, ou l'emploi d'une mauvaise médication ont permis à la maladie de *s'éterniser*, il y a lieu à redouter pour plus tard le rétrécissement du canal de l'urèthre dans une étendue plus ou moins grande. Le rétrécissement de l'urèthre se reconnaît à la difficulté que l'on éprouve pour uriner.

Quelquefois cette difficulté va jusqu'à l'impossibité absolue, alors l'intervention du chirurgien devient nécessaire et l'on pratique l'uréthrotomie ou section du canal au niveau du rétrécissement.

Dans les cas moins graves on combat le rétrécissement par l'introduction patiente et méthodique de sondes graduées.

Quoi qu'il en soit, ces opérations sont toujours délicates et le malade ne devra pas perdre de vue les conséquences fâcheuses où peuvent le conduire sa négligence ou son inexpérience, quand il est sous le coup de la blennorrhagie la plus inoffensive en apparence.

Orchite.

L'orchite est l'inflammation du testicule qui succède dans la blennorrhagie à l'inflammation du canal de l'urèthre. C'est ce que l'on appelle vulgairement avec justesse la chaude-pisse tombée dans les bourses.

Lorsque cette inflammation n'intéresse qu'une partie du testicule que l'on nomme *épididyme*, la maladie prend le nom d'*épididymite*. L'orchite s'annonce par un sentiment de douleur, de chaleur, de pesanteur dans les bourses et de tiraillement dans l'aine et dans les reins. Le plus souvent le mal envahit le testicule gauche de préférence au droit. Bientôt le gonflement augmente d'autant plus qu'il se fait un épanchement de liquide entre le testicule et ses enveloppes.

L'orchite apparaît le plus ordinairement au milieu ou à la fin de la blennorrhagie — ou à la suite d'injections violentes abortives — ou d'une fatigue exagérée.

Le traitement nécessite un repos absolu, l'application de cataplasmes(1), pour envelopper les bourses, — des bains tous les jours.

L'écoulement disparaît en général pendant l'inflammation du testicule pour reparaître ensuite.

Il faudra alors reprendre l'usage des capsules de Raquin, éviter toute fatigue et porter un suspensoir pendant plusieurs mois, car dans ce cas les rechutes sont fréquentes.

(1) Les cataplasmes-compresses Jouanique se recommandent surtout par leur légèreté et leur inaltérabilité.

Lorsque les deux testicules ont été affectés d'épididymite, *alors seulement* l'infécondité est à redouter, et non pas quand le mal n'a envahi qu'un côté; les spermatozoïdes pouvant se frayer un chemin au travers du testicule resté intact. Il n'est pas rare de voir au bout d'un certain temps la circulation du sperme se rétablir et le malade recouvrer sa faculté procréatrice. Dans tous les cas tout individu qui aura été atteint d'orchite double, fera bien, avant de se marier, de soumettre son sperme à l'examen microscopique.

Ophthalmie blennorrhagique.

Lorsque le pus de la blennorhagie se trouve porté sur l'œil, soit par le contact des doigts sales, soit par le contact du linge imprégné, on voit se développer avec une rapidité effrayante une inflammation de l'œil ou des deux yeux qui, en trois, quatre ou cinq jours, peuvent être perdus.

Aussi, devant la gravité d'une telle affection, le traitement doit-il être singulièrement énergique. « Ici le tâtonnement et

« l'incertitude, dit Ricord, sont suivis le « plus souvent de la perte des yeux. »

On devra plusieurs fois par jour cautériser les yeux avec la pierre infernale, faire toutes les deux heures des irrigations abondantes d'eau tiède, appliquer des sangsues à la tempe et faire autour de l'œil malade des onctions avec la pommade belladonée.

On ne négligera pas, pendant ce traitement local, le traitement général de la blennorrhagie, et l'on continuera à administrer les capsules de copahu.

Le bubon.

Le bubon, vulgairement appelé *poulain*, est constitué par l'engorgement et l'inflammation des ganglions situés dans l'aine.

Le bubon peut être simple ou double, selon qu'il occupe l'aine d'un côté ou les deux aines.

C'est une complication très-fréquente de la chaude-pisse. Quand le ganglion engorgé ne s'enflamme pas, le mal est sans gravité ; mais s'il vient à s'enflammer et à suppurer, le malade peut être condamné à garder le lit pendant plusieurs semaines.

Pour faire avorter un bubon qui menace de suppurer, il faut garder le repos au lit, appliquer des cataplasmes et prendre des bains. Souvent on arrive à enrayer l'inflammation en appliquant sur la tumeur un vésicatoire d'Albespeyres.

Lorsque la suppuration s'établit, les soins à donner ne peuvent être confiés qu'au médecin.

Arthrite ou rhumatisme blennorrhagique des articulations.

Il n'est pas rare de voir, pendant le cours de la blennorrhagie, la maladie *tomber* sur une grande articulation. C'est en général sur l'articulation du genou que se porte l'inflammation, le plus souvent chez l'homme, rarement chez la femme.

C'est plutôt dans les chaudes-pisses avec écoulement abondant que le rhumatisme blennorrhagique est à redouter vers le douzième jour.

Comme l'écoulement n'en persiste pas moins pendant cette complication, le médecin devra, tout en combattant l'inflammation de l'articulation malade, continuer le traitement général de la blennorrhagie. Les moyens les plus efficaces de combattre les affections articulaires consistent dans le repos absolu — l'application répétée de *vésicatoires d'Albespeyres* et l'immobilisation de l'articulation.

Accident du côté des organes urinaires.

Nous ne ferons que mentionner les accidents du côté des voies urinaires (vessie, prostate), ces complications sortant du cadre de la blennorrhagie proprement dite et ne pouvant par leur siège et leur nature se prêter à une description intéressante pour l'homme étranger à l'art, qui ne pourrait non plus tirer aucun bénéfice des conseils que l'on donnerait en pareille matière.

Blennorhagie chez la femme.

C'est pour ces mêmes raisons que nous

n'avons pas consacré un chapitre spécial à la blennorrhagie chez la femme, ce livre étant fait à un point de vue essentiellement pratique et n'étant point destiné à être mis entre les mains des femmes, qui n'en pourraient tirer aucun profit.

Résumé du traitement de la blennorrhagie.

En résumé, lorsqu'on aura constaté un écoulement, voici ce que l'on aura à faire :

1° Consulter le médecin, si cela est possible;

2° Se garder d'arrêter l'écoulement par une injection trop énergique : c'est toujours une imprudence;

3° Si on veut faire avorter la chaudepisse, prendre, *dès le début et d'emblée*, comme le conseille Ricord, le copahu *à hautes doses* (capsules de Raquin) et des injections dont nous avons donné la formule;

4° Il est également sage de faire couler pendant trois ou quatre jours, au moyen de boissons délayantes, et de prendre ensuite le copahu. On évite ainsi les complications et les accidents consécutifs.

5° Prolonger le traitement quinze jours après la cessation de l'écoulement, sous peine de récidive ;

5° Ne pas se départir d'une hygiène sévère et convenablement appropriée, sinon on marche tout droit à la blennorrhée.

LA SYPHILIS

Définition. — Historique.

La syphilis, autrement appelée *grosse vérole, vérole, grande gorre, gorre, mal du saint homme Job, mal de saint Mévius, de saint Sément, mal français, mal napolitain*, etc., est une maladie virulente qui ne se développe pas spontanément, mais uniquement par contagion, surtout par le contact des organes sexuels; maladie inoculable, héréditaire et caractérisée par une succession assez régulière de lésions spécifiques, de symptômes locaux et généraux de plus en plus graves. L'origine de la syphilis est fort obscure. Les uns prétendent que cette maladie a régné de toute antiquité, et pour cela ils invoquent des passages d'auteurs anciens, de la Bible même, d'ouvrages indiens récemment mis en lumière, dans lesquels la mention ou la description plus ou moins confuse de diverses affections ne peut, suivant eux, se rapporter qu'à la syphilis. S'il en était ainsi, il faudrait admettre que la maladie n'avait pas toute la virulence que nous lui connaissons, pour que les anciens n'en aient laissé que des traits rares et équivoques, et surtout pour qu'ils n'en aient pas reconnu le mode de propagation.

L'opinion la plus généralement répandue, pendant longtemps, c'est que la syphilis était une maladie toute nouvelle, qui n'avait envahi le monde, ou tout au moins l'Europe, qu'à la fin du xve siècle, et qu'elle avait été importée d'Amérique par les compagnons de Christophe Colomb. Mais il a été prouvé que la syphilis sévissait déjà en Italie au moment du premier retour de Christophe Colomb, en 1493, et peu de temps après sur des contrées éloignées.

Pour ceux qui, sans croire à l'existence de la syphilis dans le monde ancien, du moins avec tous ses caractères, n'admettent pas l'origine américaine, les uns pensent que la syphilis est une modification de la lèpre du moyen âge, les autres qu'elle fut propagée par les esclaves nègres d'Afrique ; d'autres encore, qu'elle fut importée des Indes Orientales par les Zingaris ou Bohêmes ; de l'Espagne, par les Marranes, tribus maures expulsées alors de ce pays. Divers auteurs regardent la syphilis comme une affection dont les formes primitives existaient antérieurement et qui prit à la fin du XVe siècle une grande intensité et des symptômes nouveaux en s'alliant à la diathèse scorbutique, au génie exanthematico-typhoïde qui régnait à cette époque en Europe.

Quoi qu'il en soit, c'est à la suite de l'épidémie qui se déclara en 1493 ou 1494, en Italie, et peu après dans la plupart des contrées de l'Europe, que se dégage et se dessine l'affection vénérienne avec les caractères que nous lui connaissons.

Le chancre.

Le résultat immédiat de la contagion

vénérienne est caractérisé par une ulcération spéciale que l'on appelle le *chancre.*

On comprend sous ce nom deux maladies complètement différentes quoique également contagieuses, ce sont :

1° Le *chancre simple* ou *chancre mou, chancre volant, non infectant;*

2° Le *chancre induré* ou *chancre infectant.*

Cette distinction des deux chancres, si importante en elle-même, n'a été établie que de nos jours et elle est toute à la gloire de la médecine française, car c'est à Ricord, Bassereau et Fournier que nous devons la lumière qui s'est faite sur cette question capitale.

Tel sujet, en effet, sera atteint d'un chancre mou et ne sera plus, comme autrefois, traité comme syphilitique ; tel autre sera atteint d'un chancre induré et sera, dès le début, soumis à un traitement approprié pour combattre l'infection qui a envahi son économie tout entière et dont les conséquences seront si redoutables si l'art ne vient à son secours.

Le chancre mou non infectant.

Le chancre mou, comme nous venons de le dire, ne donne pas la vérole.

C'est une affection locale qui cependant est suivie quelquefois de complications assez graves, telles que le phagédénisme (*chancre rongeant*) et la suppuration des ganglions de l'aine (*bubons, poulains.*)

Le chancre simple est plus commun, comme le fait observer Fournier, dans la basse classe que dans les classes élevées de la société.

« Les gens du peuple vont gagner leurs « chancres dans les maisons de tolérance « de bas étage, maisons peuplées surtout « de vieilles prostituées, syphilitiques émé- « rites, à l'épreuve de la syphilis et ne pou- « vant plus guère transmettre que le chan- « cre simple ou la blennorrhagie.

« Dans les classes élevées, au contraire, « on recherche surtout les femmes qui se « livrent à la prostitution clandestine. Or, « ces femmes jeunes, pour le plus grand « nombre, et non soumises aux visites ré-

« glementaires, sont fréquemment atteintes « soit de chancres indurés, soit d'accidents « secondaires contagieux. » (Belhomme et Martin.)

Il est quelquefois très-difficile de distinguer le chancre simple du chancre induré. Or, un caractère spécial au chancre simple et qui lèvera toute espèce de doute sur sa nature, c'est qu'il peut être inoculé sur l'individu qui le porte. Ainsi, que l'on prenne avec une lancette du pus de chancre mou sur la verge d'un malade et que l'on fasse une piqûre à la cuisse de ce même malade, il se produira sous cette piqûre un nouveau chancre mou. C'est ce qui n'a pas lieu avec le chancre induré.

Aspect du chancre mou.

Le chancre mou est le plus souvent arrondi. En général il n'est pas seul, on en compte deux, trois ou quatre groupés ensemble. Il est peu douloureux, il est creux, les bords sont nettement taillés à pic, et le fond de la plaie présente un aspect grisâtre. Il ne présente pas, comme le chancre infectant, une base dure (*induration*).

Le médecin pourra seul, dans la plupart des cas, distinguer le chancre mou du chancre induré, car souvent l'*induration* est produite artificiellement par une cautérisation ou par l'emploi intempestif de certains remèdes. Lorsqu'un individu est atteint d'une écorchure, il se hâte tout d'abord de la *cautériser*, avec le nitrate d'argent, l'alun, le vin aromatique, l'alcool, le tannin, la cendre chaude de pipe, qui jouit d'un singulier crédit dans le peuple comme cicatrisant. De là, des causes d'erreurs qu'il appartient à l'homme de l'art, seul, de trancher.

Chancre phagédénique.

Le chancre mou devient souvent phagédénique ou rongeant. C'est une des complications que l'on doit le plus redouter.

On a vu des chancres de cette nature commencer par le frein, le détruire, décortiquer toute la verge, s'étendre sur le ventre, sur les cuisses, vers les bourses, et abattre dans leurs ravages des portions de la verge et même la verge tout entière. Cet accident est produit souvent par l'irritation du chancre simple et surtout par l'emploi des corps gras, dont il faut bien se garder comme pansement.

« Rien de plus nuisible, dit Ricord, rien de plus antipathique au chancre simple que les corps gras en général. »

Pour soigner le chancre simple, il faudra reconstituer l'économie par les dépuratifs ; dans ce cas, le mercure et l'iode seront bannis comme inutiles et funestes, le chancre simple n'étant pas infectant. « Cependant que de médecins prescrivent encore le mercure en pareil cas, et le prescrivent n'osant faire autrement. » (Ricord)

Quatre cuillerées de Rob Boyveau-Laffecteur par jour suffiront au traitement général et mettront le malade à l'abri de complications internes.

Le traitement local jouera ici un plus grand rôle. Nous conseillerons en ce cas l'application de l'acide sulfurique uni à la poudre de charbon. Cette cautérisation ne tarde pas à changer le chancre en plaie simple que l'on cicatrise alors, par les moyens ordinaires (charpie, vin aromatique).

L'iodoforme appliqué matin et soir sur l'ulcère, à la dose d'une pincée, donne de très-beaux résultats. Mais l'odeur de cette substance en rend l'emploi incommode et trahit le malade qui a presque toujours intérêt à tenir son mal caché.

Enfin, si le chancre devient phagédénique, le médecin devra régler sa conduite sur la marche plus ou moins rapide des symptômes.

Chancre du Méat.

Si le chancre siége dans le méat urinaire ou dans le canal, on fera pratiquer plusieurs fois par jour des injections dans le canal avec du vin aromatique étendu de décoction de pavot (en parties égales).

Bubons ou Poulains.

Les bubons s'observent souvent avec les chancres mous, et souvent ils suppurent.

Le traitement des bubons étant tout chirurgical, nous n'avons ici qu'à le mentionner.

Disons toutefois qu'avec un pansement rationnel du chancre, le repos, l'application répétée de petits vésicatoires d'Albespeyres sur les ganglions, on peut arriver à faire avorter le *bubon*.

Chancre induré ou chancre infectant.

C'est le chancre que l'on doit seul redouter, c'est celui qui infecte l'économie.

Le chancre induré débute par une petite rougeur, puis vient une petite vésicule qui se crève pour laisser à sa place une ulcération, qui très-souvent, reste très-petite.

Cette ulcération est plus profonde que le

chancre simple — elle est plus enfoncée au centre qu'au bord — elle n'est pas douloureuse, ce qui fait que bien des malades, hommes ou femmes, ne s'aperçoivent pas qu'ils sont affectés d'un chancre.

Bientôt il se fait autour de la plaie une induration manifeste comme si elle reposait sur une base de parchemin ou de corne.

Les bords de ce chancre au lieu d'être taillés à pic, sont taillés en biseau.

Après la guérison, il reste toujours une cicatrice parcheminée, ce qui se voit rarement dans le chancre mou.

Le chancre infectant n'est jamais compliqué de phagédénisme et ne donne jamais lieu à des bubons suppurants.

Comme traitement, il faut employer des cautérisations d'autant plus énergiques qu'il s'agit de détruire le foyer d'où va partir l'infection, *qui doit* ravager l'économie tout entière. — On se sert dans ce cas du nitrate d'argent, du fer rouge, du nitrate acide de mercure, et malgré ces précautions, on ne tarde pas, dans presque tous les cas, à voir se développer les *accidents secondaires* de la syphilis.

Accidents secondaires de la syphilis.

Les accidents secondaires sont ceux qui suivent immédiatement le chancre induré.

C'est surtout à la peau que se manifestent ces accidents. Les principaux sont :

1° La roséole ;

2° Les éruptions du cuir chevelu, de la gorge et de la langue ;

3° Les plaques muqueuses ;

4° La chute des cheveux, les maladies des ongles ;

5° La couronne de Vénus.

1° *La roséole.*

La roséole est l'accident secondaire que l'on observe en général après l'apparition du chancre. Elle apparaît de 8 à 15 jours après l'infection.

On voit se produire subitement des taches rosées sur la poitrine, le ventre et les cuisses ; ces taches disparaissent sous la pression du doigt.

Cette éruption est rarement accompagnée de fièvre. Mais c'est pendant cette période que les malades présentent souvent un état général de chloro-anémie assez marqué. Le teint devient jaune pâle, les forces et l'embonpoint diminuent, les malades accusent un malaise général, des douleurs vagues, des maux de tête assez tenaces, exagérés surtout pendant la nuit. Le mal de tête siége des deux côtés de la tête, ce qui le différencie de la migraine qui ordinairement n'occupe qu'un côté.

Souvent aussi l'individu infecté par le virus syphilitique continue à se bien porter, il n'éprouve aucun trouble général qui puisse annoncer l'apparition des accidents secondaires.

La *roséole* dure de 3 à 15 jours. Les taches de rouge deviennent cuivrées, puis elles s'effacent d'elles-mêmes.

2° *Eruption du cuir chevelu, de la gorge et de la langue.*

A cette période, il se fait souvent dans le

cuir chevelu une éruption de petits boutons rouges ne produisant que peu ou point de démangeaisons, et qui servent souvent à confirmer le diagnostic du chancre induré si la roséole a manqué ou a passé inaperçue.

Ces boutons sont d'une durée de 8 à 20 jours et n'entraînent pas la chute des cheveux. Ils sont considérés par beaucoup d'auteurs comme la cause des glandes ou ganglions que l'on observe sur les parties latérales du cou.

On voit presque toujours, en même temps que la roséole ou immédiatement après, se produire une rougeur de la gorge ou angine syphilitique. Le malade éprouve de la peine à avaler; la voix est couverte ou éteinte; la gorge est d'un rouge vif; la langue présente souvent les mêmes symptômes.

3° *Plaques muqueuses.*

La plaque muqueuse est le plus saillant et le plus fréquent de tous les accidents secondaires.

Les plaques siégent surtout aux parties génitales (bourses, anus), à la bouche (intérieur des lèvres, bords de la langue), les interstices des doigts des pieds.

Chez la femme, elles se montrent sur les grandes et sur les petites lèvres.

Elles font saillie et présentent une surface à vif, humide, douloureuse au frottement et qui secrète un liquide tachant le linge.

Les plaques muqueuses sont *extrêmement contagieuses*, quoi qu'en aient dit certains auteurs, et elles ont la même aptitude que le chancre lui-même, à transmettre le virus syphilitique.

4° *Chute des cheveux ou alopécie. — Maladie des ongles.*

La chute des cheveux ne se produit pas toujours. On l'a, par une erreur qu'il importe de détruire, attribuée à l'emploi du mercure. C'est absolument faux, et c'est surtout chez les gens qui n'ont pas été soumis au traitement mercuriel dès le début de la maladie que l'on observe l'*alopécie.*

Cette chute se fait quelquefois si rapidement, qu'en quelques jours la tête peut être dénudée. Les cils, les sourcils, la barbe peuvent aussi prendre part à cette destruction.

Les poils tombés par suite de syphilis, repoussent toujours même sans traitement.

Les ongles participent aussi à la maladie et il n'est pas rare de les voir se dessécher, se racornir, devenir cassants, pendant que la matrice de l'ongle s'enflamme et devient le siége d'ulcérations très-souvent rebelles.

5° *La couronne de Vénus.*

On donne le nom de *couronne de Vénus* à une éruption de taches rouges qui apparaissent sur le front, rangées en cercle. C'est un des accidents secondaires qui apparaissent en dernier lieu.

Nous ne parlerons pas ici des autres manifestations secondaires de la syphilis, telles que l'iritis, les syphilides squammeuses, papuleuses, tuberculeuses, ulcéreuses, etc.

Le médecin seul peut en reconnaître la nature et les caractères, et encore faut-il qu'il soit familiarisé avec l'étude des maladies de la peau.

Nous devons nous borner à prévenir le lecteur que les affections de la peau sont nombreuses, variées et que tout vérolé doit se préoccuper des moindres boutons, de la moindre éruption.

Les accidents syphilitiques de la peau présentent presque toujours une teinte *cuivrée* ou de couleur *maigre de jambon*.

Les démangeaisons sont nulles ou insignifiantes.

Traitement des accidents secondaires.

Lorsque apparaissent les accidents secondaires, l'économie tout entière est imprégnée du virus.

Il faut donc, dans cette période, avoir recours :

1° Au Rob dépuratif Boyveau-Laffecteur, pour agir sur la masse du sang.

2° Aux préparations mercurielles pour combattre et neutraliser directement le virus.

3° Aux bains, pour exciter les fonctions de la peau et favoriser l'élimination des principes morbides.

Voilà les règles générales du traitement de la syphilis secondaire, les détails du traitement sont subordonnés aux mille transformations que subit la maladie à cette période.

La durée de la seconde période de la syphilis est de six semaines à six mois. Si tout individu qui a eu un chancre douteux et qui n'a suivi aucun traitement, n'éprouve aucun accident pendant six mois, il peut être considéré comme n'ayant pas la syphilis..

Accidents tertiaires de la syphilis.

Après les manifestations secondaires de la maladie, il y a souvent un temps d'arrêt, après lequel on voit apparaître de nouveaux accidents plus profonds, que l'on appelle accidents tertiaires.

Les principaux accidents tertiaires sont :

1° *Les Gommes.*

Les *gommes*, ou tumeurs, qui se développent sous la peau, dans les muscles, dans les tendons, dans la langue, quelquefois dans les viscères profonds : poumons, foie, cerveau, etc.

Les *gommes* qui se développent sous la peau, se ramollissent souvent et se changent en véritables ulcérations.

2° *Les accidents osseux (exostoses, caries).*

Nous avons, au premier rang des accidents syphilitiques qui atteignent les os, les *exostoses* ou gonflement des os. Ces exostoses sont souvent indolentes et quelquefois très-douloureuses, selon leur siége. Ainsi l'exostose du frontal (os du front) engendre toujours une névralgie intense à cause du voisinage du nerf frontal.

Le plus souvent les exostoses siégent à la partie antérieure des tibias où elles sont facilement appréciables au toucher.

Lorsqu'elles se développent dans l'intérieur du crâne, elles compriment le cerveau et donnent lieu à des accidents très-graves et souvent mortels.

La production des exostoses est souvent accompagnée de douleurs osseuses ou douleurs *ostéocopes.*

Ces douleurs sont plutôt nocturnes que diurnes, quelquefois très-vives ; elles peuvent devenir insupportables le soir et la nuit.

Caries nécroses. Les exostoses peuvent se ramollir, suppurer; l'os malade peut se nécroser, c'est-à-dire être frappé de mort, et se détruire complétement par suppuration, ce qui constitue la carie.

La carie syphilitique des os intéresse souvent la voûte palatine, qu'elle perfore, ou les os du nez, qu'elle détruit, de telle sorte que le nez, n'ayant plus de charpente, se casse ; les malades présentent alors ce spectacle hideux rappelant celui de la tête de mort.

3° *Testicule vénérien.*

Un accident tertiaire assez fréquent et qui fait en quelque sorte le pendant de l'orchite dans la blennorrhagie, c'est le testicule vénérien. Il se fait dans l'intérieur du testicule une sorte de gomme, ou tumeur ; alors l'organe se gonfle, devient bosselé, pesant et comme dans l'orchite perd ses propriétés fonctionnelles.

4° *Accidents nerveux tertiaires.*

La syphilis tertiaire peut produire des accidents nerveux, des névralgies, des paralysies locales ou générales, des convulsions et même des troubles intellectuels.

Durée des accidents tertiaires.

Entre les accidents secondaires et l'apparition des accidents tertiaires il s'écoule ordinairement un temps assez long : deux, trois, six, vingt et même trente ans.

On voit quelle nécessité il y a de se maintenir tous les ans, *au printemps*, sous l'influence de la médication dépurative (Rob Boyveau-Laffecteur), lorsqu'on a été infecté même légèrement.

Certains individus ne présenteront qu'un accident tertiaire et n'en auront plus dans toute leur existence; tandis que d'autres seront atteints de plusieurs manifestations à une, cinq, dix, vingt, trente années d'intervalle.

Aussi est-il impossible d'affirmer qu'un individu qui a eu un symptôme quelconque de syphilis confirmée, ne présentera pas plus tard, à une époque indéterminée un nouvel accident (Hardy).

Traitement des accidents tertiaires.

Les accidents tertiaires doivent par leur nature être soumis à un traitement général dépuratif et à l'iodure de potassium dans les proportions indiquées par le médecin.

Les accidents locaux seront traités selon les indications par les caustiques et les différents topiques propres à amener la cicatrisation des ulcérations et des caries.

De la syphilisation.

C'est en se fondant sur l'opinion qu'on ne peut plus être atteint de la syphilis, lorsqu'on l'a eue une première fois, qu'a été établie la doctrine de la syphilisation.

On a prétendu en inoculant la syphilis, que cette maladie suivait une marche plus rapide, que le malade guérissait plus promptement et plus sûrement. De là on a établi la syphilisation préventive.

Cette pratique est en honneur à Christiania. A Paris, Auzias-Turenne prétend l'avoir employée avec succès. — Dans les observations qu'il nous a été donné de relater, nous avons été témoin d'accidents assez graves pour que nous nous déclarions opposé à une pareille doctrine.

Traitement de la syphilis.

La syphilis peut quelquefois, mais les

cas en sont rares, guérir sans traitement. Lorsque les conditions hygiéniques dans lesquelles vit le malade sont bonnes, la maladie suit son évolution, les accidents divers se succèdent dans leur ordre normal pour aboutir à la guérison. Nous ne voudrions pas cependant autoriser l'incurie de certains malades et leur faire envisager l'impunité en motivant leur insouciance; mais il est des cas de syphilis légère où le traitement sans être réduit à néant doit être enfermé dans des limites fort étroites.

Quoi qu'il en soit, la syphilis doit être combattue et si la maladie est terrible dans ses diverses manifestations et dans sa durée, le médecin est heureusement muni d'armes sûres pour la combattre.

Les moyens qui servent à guérir les accidents syphilitiques sont :

1° Le mercure ;

2° L'iodure de potassium ;

3° Les dépuratifs ;

4° L'hygiène spéciale aux syphilitiques.

Nous ne parlerons que pour mémoire de certains remèdes qui ont été avec quelque raison préconisés comme spécifiques.

Du mercure.

Le mercure est le spécifique de la vérole. Il n'est point possible de guérir une vérole sans mercure, mais comme c'est un médicament altérant dont l'administration doit être réglée, surveillée, sous peine de voir se produire des accidents tout au moins aussi graves que les conséquences de la maladie que l'on veut combattre, il ne faut l'administrer qu'avec la plus grande circonspection, en juger l'opportunité et en surveiller scrupuleusement les effets.

Le mercure fut administré contre la vérole par Widmann en 1497, lorsqu'elle parut menaçante en Europe. Car à cause de la ressemblance de cette maladie avec la lèpre, on pensait que ce métal pourrait jouir de quelque efficacité contre elle mais les chirurgiens et les charlatans osaient seuls le mettre en usage et on les punissait quand on venait à s'en apercevoir.

Fernel prétend même encore que l'emploi du mercure est une invention du charlatanisme, et son disciple Paulinier émet le même jugement. Cependant les cures heureuses que les chirurgiens opérérent au commencement du XVIe siècle éveillèrent l'attention des médecins. Jean de Vigo emploie le mercure sous plusieurs formes : il vante en effet les fumigations de Cinabre (sulfure de mercure) et l'emplâtre qui porte aujourd'hui son nom. Vidus Vidius préfère les fumigations aux frictions, mais Fracastor veut qu'on n'applique les frictions qu'aux membranes. Béranger de Corpé fut le principal apologiste des frictions. On savait que ses cures avec l'onguent mercuriel lui avaient procuré une fortune immense. Cette raison détermina plusieurs médecins à suivre son exemple. Le premier qui ait osé administrer le mercure à l'intérieur c'est le botaniste Matthiole. Les pilules de Barberousse, célèbre pirate algérien, contenaient aussi du mercure à l'état métallique. François Ier, roi de France, en reçut lui-même la recette de Barberousse et la fit connaître. Cependant c'est à Paracelse que l'on doit la meilleure méthode d'administration du mercure. Depuis lors il a été administré sous toutes les formes et par toutes les voies, dans le traitement des maladies vénériennes, et les témoignages qui constatent son efficacité sont tellement nombreux, tellement authentiques, que l'on peut considérer à bon droit le mercure comme un héroïque remède dans le traitement de la vérole. Dès l'origine de cette maladie et dès les premiers temps que le mercure fut employé pour la combattre, de violentes attaques furent dirigées contre ce précieux médicament, et jusqu'à nos jours ces attaques se sont successivement renouvelées : elles ont au moins servi à modérer l'usage exagéré que l'on fit du mercure à une certaine époque et à prévenir les dangers qui résultent de son administration intempestive.

Les accidents primitifs de la vérole guérissent sans mercure, c'est ce qu'il n'est pas permis de contester, et l'on voit souvent ces accidents céder au bout de quelques jours à l'administration du Rob Boyveaul'affecteur. Contre le chancre, le mercure est inutile.

Le chancre, dès son apparition, doit être cautérisé avec un mélange *d'acide sulfurique uni à de la poudre de charbon,* dans les proportions nécessaires à la formation d'une pâte demi-solide (Ricord).

« C'est merveille, ajoute-t-il, de voir le « résultat produit par une telle cautéri« sation ; le chancre, passez-moi le mot, « se trouve tué sur place; c'est fait de lui « en un instant et ce qui lui succède c'est « une plaie simple qui n'ayant plus raison « d'être, se cicatrise en quelques jours « sans accident, sous le simple pansement « au cérat, au vin aromatique ou même à « la charpie sèche. »

L'iodoforme appliqué sur le chancre à la dose d'une pincée, matin et soir, amène aussi une prompte cicatrisation, et son usage serait universellement adopté aujourd'hui, n'était son odeur pénétrante qui incommode les malades autant qu'elle les trahit.

Ce traitement local du chancre sera accompagné de soins généraux (bains sulfureux, vie au grand air, une cuillerée de Rob Boyveau-Laffecteur, matin et soir, pour stimuler l'appétit, faciliter les excrétions et les fonctions de la peau et des glandes).

Le mercure agit surtout à une des phases de la maladie vénérienne, celle où apparaissent les accidents de second ordre qui affectent surtout la peau et les membranes muqueuses. Contre les accidents primitifs il est au moins inutile, et pris alors il n'est pas prouvé qu'il empêche le développement des symptômes secondaires. Enfin son efficacité va en diminuant à mesure qu'on s'éloigne de l'invasion initiale.

C'est donc dans la seconde période de la syphilis que le mercure doit constituer la base du traitement ; cette période, comme nous l'avons dit, comprend les manifestations suivantes : engorgement des ganglions du cou, éruptions à la peau, maux de tête siégeant aux tempes et augmentant le soir et la nuit, inflammation des yeux (*iritis*), plaques muqueuses aux bourses, à l'anus et aux lèvres, chute des cheveux.

La meilleure manière d'administrer le mercure sera :

Une pilule de Sédillot de 0,05 centigr., matin et soir. — Le proto-iodure de mercure qui est très-employé, fait saliver rapidement; or il faut cesser l'administration du médicament dès qu'apparaît la salivation. C'est la méthode de Montpellier qui est généralement adoptée maintenant, tandis que dans la méthode de Boerhaave, qui consiste à faire saliver le plus tôt possible, on a toujours eu à se heurter contre les accidents mercuriaux.

En général les pilules de Sédillot ne donnent que très-tardivement la salivation ou la diarrhée. La durée du traitement mercuriel a été très controversée : quelques médecins voulurent la fixer à 40 jours. Dupuytren regardait ce temps comme insuffisant.

On doit donner le mercure tant que les accidents que l'on veut combattre sont visibles, après quoi il est inutile de combattre un ennemi dont l'existence devient problématique.

Les dépuratifs seront administrés dans

la seconde période. Ils forment du reste la base du traitement de la syphilis à tous les états.

Nous ne pouvons, en parlant du mercure, passer sous silence les divers accidents ou troubles physiologiques qu'il occasionne quand il est pris à l'excès.

D'abord il a une action directe sur le sang qu'il dissout et dont il altère les globules. On voit le visage du malade qui a abusé du mercure pâlir et toute la peau de son corps participer à cette décoloration. Si l'action du médicament est continuée dans ces circonstances, viennent les palpitations de cœur, le gonflement des jambes, conséquences naturelles d'un sang altéré.

Cette action sur le sang prédispose spécialement aux *hémorrhagies*.

Mais le phénomène qui est le plus saillant et le plus fréquent c'est la salivation. Après l'usage plus ou moins prolongé du mercure, les gencives se gonflent, deviennent douloureuses, se recouvrent d'une petite pellicule blanche excessivement mince.

Le gonflement commence par les gencives des incisives inférieures. Bientôt l'haleine devient fétide, les glandes salivaires se mettent à sécréter le liquide en excès, la salivation est commencée ; puis des ulcères se forment dans la bouche et sur la langue, les dents se déchaussent et finissent souvent par tomber.

Pour prévenir la salivation il faut donner le mercure à petite dose et choisir les préparations. Les pilules de Sédillot font moins saliver que le calomel, que les pilules de proto-iodure ou que l'eau de Van Swieten.

Pour guérir la salivation il faut cesser momentanément l'administration du mercure et faire manger au malade du chlorate de potasse et lui faire rincer la bouche avec une solution d'alun : une cuillerée d'alun en poudre dans un verre d'eau, trois fois par jour.

Parmi les accidents mercuriaux nous citerons encore la diarrhée et le tremblement mercuriel des doreurs sur métaux, des étameurs de glaces, des fabricants de baromètres, des laveurs de cendres.

L'iodure de potassium.

Dans la troisième période de la syphilis, le mercure doit céder le pas à *l'iodure de potassium.*

Nous rappellerons qu'à cette période appartiennent les affections profondes : ulcérations, affections du périoste, des os (exostoses), des muscles, des organes profonds (foie, poumons, cerveau).

On donnera l'iodure de potassium à la dose de 1 à 4 grammes par jour, selon les malades, d'après la formule suivante :

Sirop d'écorces d'oranges... 300 gram.
Iodure de potassium. . . . . 15 gr.

Chaque cuilleréo à bouche de cette préparation contient 1 gramme d'iodure. L'iodure de potassium doit être, autant que possible, donné au moment du repas, il est mieux toléré par l'estomac.

Quelques médecins ont élevé la dose de l'iodure jusqu'à 10 et 20 grammes, ces doses sont inutiles, elles fatiguent lé malade et la guérison n'en est pas plus rapide. On voit bientôt survenir les accidents de *l'iodisme* qui est un véritable empoisonnement : Eruptions de boutons au visage, enchifrènement, écoulement catarrhal des yeux et du nez, rougeur de la gorge, angine, et enfin troubles nerveux tels que affaiblissement de la mémoire et diminution des facultés génésiques, amaigrissement et affaiblissement général.

L'iode, pas plus que le mercure, ne doit donc être pris inconsidérément, et sans le contrôle du médecin.

Quelques médecins, dans le traitement de la syphilis tertiaire, associent le mercure à l'iodure de potassium, en donnant, par exemple, le mercure le matin et l'iodure le soir. Nous croyons cette pratique sage dans bien des cas.

Dépuratifs.

Les dépuratifs jouent dans le traitement de la syphilis un rôle fondamental que l'on s'expliquera facilement si l'on s'arrête à cette idée que l'économie est infectée tout entière d'un virus qui se manifeste pendant un temps illimité par des accidents de toutes sortes et affectant tous les organes.

Il faut donc favoriser *l'élimination* de ce virus pendant toute la durée de l'infection.

Il existe, dans notre économie, des organes destinés à rejeter les résidus des matières qui ont servi à l'entretien de nos tissus et à éliminer tout ce qui est nuisible au fonctionnement physiologique de nos organes.

C'est ce que le professeur Trousseau appelle « la série *d'organes dépurateurs, désassimilateurs, décomposants, excréteurs.* » (Trousseau, Thérapeutique.)

Ces organes sont : la peau, les glandes salivaires, intestinales, le foie, les muqueuses, etc. Or, les dépuratifs ont pour effet de donner à ces organes une suractivité qui, sans fatiguer l'organisme, le débarrasse du virus infectant.

Le mercure et l'iodure de potassium tuent, selon l'expression de Trousseau, le virus syphilitique ; mais une fois cette action exterminative effectuée, il importe de débarrasser l'économie des débris de la lutte.

Pour cela on a recours aux médicaments dépuratifs qui doivent jouir en même temps de propriétés toniques, leur rôle étant actif et devant être prolongé.

Le Rob de Boyveau-Laffecteur qui est resté le type du médicament dépuratif doit à cette double propriété sa réputation séculaire (1).

(1) Approuvé par lettres patentes dès l'année 1778, la société royale de médecine reconnut, après expertise, sa composition purement végétale, et sa valeur réelle contre les maladies vénériennes.

Le *Rob* est donc un dépuratif *végétal*, et, d'après l'avis de la grande majorité des médecins, c'est là le secret de son efficacité. — On peut toujours l'employer avec confiance ; il ne fatigue pas les organes digestifs, et il est rapidement porté dans la circulation générale.

Sa composition permet de l'employer impunément pendant le temps nécessaire, et surtout d'y revenir *lorsqu'un malade fatigué par un trop long traitement mercuriel* voit réapparaître des symptômes de l'affection qu'il croyait guérie,

Pris avec une certaine persistance, le Rob Boyveau-Laffecteur *restaure les malades* (Bouchardat), *il augmente la sécrétion cutanée;* c'est ce qui le place au premier rang parmi les dépuratifs végétaux, et c'est pour cette propriété que tous les praticiens le conseillent dans toutes les affections diathésiques (goutte, herpétisme, rhumatisme, scrofule) et surtout dans la syphilis, particulièrement lorsqu'on emploie simultanément les préparations mercurielles.

Grâce aux substances végétales que le Rob contient dans de certaines proportions et dans de certaines conditions de préparation, « il peut agir sur l'économie de deux « manières : en augmentant l'énergie des « fonctions de nutrition, et en favorisant le « traitement hygiénique réparateur, qui a « une influence incontestable dans le trai- « tement de la cachexie syphilitique; peut- « être aussi en favorisant l'élimination. » (Bouchardat, Mat. médicale, tom. I, page 553.)

D'après l'opinion généralement admise, le Rob Boyveau-Laffecteur doit être donné pendant toute la durée de la syphilis à des doses variant suivant l'intensité des symptômes (1).

Nous avons fait observer plus haut que le mercure et l'iodure de potassium administrés à contre-temps devenaient inutiles et même nuisibles. Le Rob Laffecteur devra, pour ainsi dire, par son usage continu combler ces lacunes pendant lesquelles le malade se trouverait abandonné sans défense aux ravages de la maladie.

Il sera bon, en outre, d'en prolonger l'usage au delà de la disparition des accidents pendant un temps assez long pour que les humeurs normales aient pu être entièrement renouvelées. Et, à ce propos, nous n'hésiterons pas à placer le Rob en tête des médicaments que l'on pourrait appeler de *précaution* que tant de gens, par

(1) La dose moyenne pour un adulte sera de quatre cuillerées à bouche prises à jeun le matin et le soir. — On commencera par des doses moindres pour arriver dans certains cas à douze cuillerées par jour. — Une cuillerée à café matin et soir suffit à un enfant de deux à trois ans.

Le Rob se prend pur ou associé à un verre de tisane telle que le houblon, la pensée sauvage, le umeterre, etc.

prudence, avant de se marier, viennent solliciter du médecin.

La vieille coutume qui consiste à faire usage de dépuratifs au printemps lorsque l'on a été entaché d'un virus quelconque, doit être scrupuleusement observée. « Au « printemps, disait Diday à ses malades, « vous allez savoir à quoi vous en tenir, si « le virus est encore en état de provoquer « une poussée de quelque intensité, le « mois de mai ne se passera pas sans « vous l'apprendre. »

Hygiène spéciale du syphilitique.

L'hygiène joue un rôle important dans le traitement des syphilitiques. Le syphilitique devra suivre un régime tonique et ne jamais se départir d'une alimentation reconstituante depuis le début de la maladie jusqu'à sa terminaison. Il devra manger des viandes rôties saignantes, faire usage de vin de Bourgogne.

L'habitation devra être aérée, exposée

au midi et on vivra autant que possible au dehors pour favoriser l'absorption des aliments et leur prompte élimination. Les vêtements seront chauds, autant que possible faits de flanelle pour exciter les fonctions de la peau,

Les soins de propreté les plus minutieux seront observés. Le syphili.ique ne doit pas oublier une minute la contagion toujours imminente; il peut même à son insu communiquer la maladie ; s'il porte aux lèvres ou à la langue la plus légère excoriation il déposera sur le bord d'un verre, sur le tuyau d'une pipe, le virus contagieux.

En embrassant une personne il l'infectera sans en avoir conscience. C'est pourquoi il doit vivre toujours en suspicion vis-à-vis de lui-même.

Le séjour aux bains de mer est très-favorable, surtout dans les stations du midi de la France, le froid devant être évité sous toutes ses formes.

Les eaux sulfureuses, en bains ou prises à la source, ont une efficacité incontestabl surtout dans la forme chronique de la vérole. Les eaux de Louesche jouiraient, d'après quelques médecins, de la singulière et précieuse propriété de faire reparaître des éruptions syphilitiques chez les personnes atteintes de vieilles syphilides latentes (Hardy).

Les préparations de fer, l'iodure de fer, le fer réduit, seront administrés utilement dans les syphilis anciennes et chez les sujets lymphatiques ou débilités. Souvent le début de la vérole est accompagné d'une anémie profonde chez la femme surtout. C'est dans ce cas, que le fer sera associé avantageusement au mercure, à l'iode et aux dépuratifs.

Hérédité de la syphilis. — Syphilis des enfants.

La syphilis est héréditaire.

Elle peut frapper l'enfant quand il est encore dans le sein de sa mère, elle peut aussi ne se manifester qu'après la naissance, alors qu'en venant au monde l'enfant ne présentait aucun indice de la maladie dont il porte le germe et qui va se développer à une époque plus ou moins éloignée. C'est un fait signalé par les vieux accoucheurs, confirmé par les praticiens de notre temps que la syphilis des parents, tout au moins de la mère, est une cause fréquente *d'avortement*. La seule manifestation de la vérole que l'enfant apporte en naissant, c'est le *pemphigus*. Ce sont des *bulles* analogues à des cloques de brûlure que l'on observe surtout aux mains et aux pieds. Les bulles se crèvent et on trouve au-dessous une ulcération plus ou moins profonde. La santé générale de l'enfant s'altère promptement et on ne tarde pas à le voir succomber dans l'épuisement.

Chez l'enfant nouveau-né, la vérole se développe rarement avant la deuxième semaine : c'est du quinzième au quarantième jour qu'a lieu son apparition la plus constante.

Le Coryza ou rhume de cerveau est un des premiers symptômes qui se présentent; l'enfant respire mal par les narines, il est gêné dans les mouvements de succion par l'insuffisance de cette respiration. Bientôt le nez suinte, saigne et l'on voit apparaître sur ses ailes de petites fissures ulcéreuses. Puis, enfin les cartilages et les os peuvent arriver à une destruction plus ou moins complète d'où résulte l'écrasement du nez, ce qui donne au visage un aspect des plus repoussants.

Les plaques muqueuses siégent ordinairement chez l'enfant comme chez l'adulte aux commissures des lèvres, autour de l'anus. Quand elles occupent l'arrière-gorge, la voix est enrouée et peut rester éteinte.

D'autres éruptions, telles que des papules de la largeur d'une petite lentille et de la couleur caractéristique analogue à celle du maigre de jambon, peuvent occuper tous les points de la surface du corps.

L'épuisement général dont nous avons parlé plus haut, marche assez rapidement. Quand l'enfant, robuste et bien organisé, a apporté en venant au monde assez de force en réserve pour traverser cette dure épreuve, il s'affaiblit, devient triste, maigrit peu et reste plutôt bouffi ; mais les fonctions gardent leur intégrité ; et à mesure que le traitement opère, on voit s'améliorer l'état général.

Par malheur, les choses ne se passent pas toujours ainsi ; le nouveau-né syphilitique tète moins avidement, le sommeil est court, interrompu, la digestion est incomplète, la diarrhée fréquente et rebelle, la fièvre s'allume et l'enfant ne tarde pas à succomber.

Deux lois inverses, quoique basées sur l'observation la plus rigoureuse, président à ce problème de la transmission de la syphilis : 1° La mère syphilitique peut donner naissance à un enfant qui porte en germe la maladie dont elle était affectée;

2° La mère syphilitique peut engendrer un enfant exempt de la maladie.

La syphilis peut en outre être transmise du père à l'enfant alors même que la mère reste exempte de toute contamination.

Souvent, au moment du mariage, l'homme soucieux de savoir s'il ne procréera pas des enfants syphilitiques, vient consulter le médecin, même pour une syphilis disparue depuis longtemps. En face de la bizarrerie de la transmission par hérédité, il sera toujours sage de se soumettre pendant six mois à un traitement dépuratif.

L'enfant peut être infecté par une nourrice atteinte d'accidents primitifs ou secondaires et la nourrice peut être infectée par l'enfant malade.

Ces graves questions relèvent trop spécialement du médecin légiste et le cadre de cet ouvrage ne nous permet pas de les développer ici plus longuement.

Transmission du virus syphilitique par la vaccination.

La possibilité de transmission de la syphilis par la vaccination, niée d'abord par des syphilographes justement autorisés, a reçu depuis la sanction de très-décisives expériences : on a vu un enfant vaccinifère syphilitique donner la maladie à quinze personnes. Près de Sainte-Anne d'Auray, en Bretagne, un seul enfant infecta soixante individus.

Les précautions que prennent les médecins attentifs et consciencieux avant de pratiquer la vaccination ne sont donc que trop légitimées.

BIBLIOTHÈQUE NATIONALE R.F. IMPRIMÉS

Traitement de la syphilis infantile.

Lorsqu'un enfant du premier âge sera atteint de syphilis, on ne devra pas hésiter à attaquer directement la maladie par le mercure et l'iodure de potassium administrés sous la forme prescrite par l'usage.

En même temps, la mère ou la nourrice, si l'enfant est élevé au sein, devra prendre de deux à quatre cuillerées de Rob Boyveau-Laffecteur, dont les principes dépuratifs seront transmis par le lait au grand profit de l'état général de l'enfant et de la nourrice.

Résumé du traitement de la syphilis.

1° Dans toute affection syphilitique, on devra consulter un médecin ;

2° On ne devra pas rejeter en principe l'emploi du mercure qui, cependant, ne devra être pris qu'à certaines périodes de la maladie pour ne pas devenir nuisible.

3° On devra prendre l'iodure de potassium avec la même circonspection.

4° Pendant toute la durée de la maladie, et pendant les deux mois qui suivront la disparition des accidents derniers, on fera un usage non interrompu de la médication dépurative dont le Rob Boyveau-Laffecteur est le type le plus parfait. On devra même, pendant plusieurs années, reprendre l'usage de ce Rob pendant la durée du printemps.

5° L'hygiène du syphilitique sera soumise avec sévérité aux règles établies plus haut.

6° La mère ou la nourrice allaitant un enfant syphilitique devront être rigoureusement soumises au traitement dépuratif.

Moyens de se préserver des maladies vénériennes. — Hygiène privée. — Hygiène publique.

Empêcher les maladies vénériennes de se propager est chose difficile, sinon impossible, lorsqu'on veut bien tenir compte des désirs souvent irrésistibles qui poussent instinctivement l'homme et la femme au rapprochement des sexes; ainsi s'exprime le savant syphilographe Solari, à qui l'on doit des travaux intéressants sur cette question.

Il est bien convenu que je ne veux parler ici que de cet appétit naturel sollicité par l'instinct génésique, par la nécessité de la reproduction de l'espèce. Je ne parle pas de ces raffinements ignobles et dégradants qui facilitent et multiplient les voies et moyens de contagion, d'infection individuelles.

Tout en prenant en considération cette irrésistible force qui pousse vers l'acte de la génération; tout en tenant compte de la voix provocatrice des passions, des désirs impurs, on ne peut s'empêcher de taxer d'acte criminel la cohabitation d'un sujet malade avec un sujet sain.

Dès qu'on s'exposera à l'infection, soit en usant du coït, soit en se livrant à des actes immoraux moins naturels, il est de règle générale de détruire, si c'est possible, les humeurs liquides ou virus qui peuvent atteindre les organes, les attaquer et provoquer un empoisonnement quelconque, en lavant soigneusement les parties.

Un lavage bien fait, suffisant, effectué soit à grande eau, soit avec des liquides médicamenteux ou cosmétiques de toilette, peut empêcher bon nombre de contagions. Je sais que ce moyen est employé fréquemment; aussi je lui attribue certaines immunités qui se seraient traduites, sans ce lavage, par de cruelles maladies. Les femmes ne sont pas avares de ces précautions, et je les en félicite.

Après l'acte de copulation, l'homme doit se presser d'uriner, surtout à la suite d'un coït douteux. Cette émission de l'urine, véritable lavage de dedans en dehors, injection expulsive, peut chasser le mucopus blennorrhagique, comme les virus chancreux.

Le lavage de toilette est plus difficile chez la femme que chez l'homme, à cause des replis muqueux du vagin et des anfractuosités des parties génitales.

Le lavage à grande eau et au moyen d'injections hygiéniques, devrait toujours être fait le plus tôt possible. Si l'on veut avoir plus de certitude d'immunité, je conseille de mêler à l'eau servant à cet usage un quart environ de la préparation suivante :

Acide phénique cristallisé. .	1 gr.
Alcool rectifié.	30 gr.
Eau de roses.	100 gr.
Vinaigre radical.	100 gr.

L'homme se servira avec un avantage incontestable d'injection effectuée avec une eau renfermant par moitié le liquide prophylactique ci-dessus formulé.

Après le lavage des parties externes de la génération, on essuiera complètement, puis on saupoudrera les parties qui ont été exposées à la contagion avec la poudre suivante :

Carbonate de chaux	1	partie.
Magnésie calcinée.	1	id.
Amidon ou poudre de riz.	1	id.
Bi-carbonate de soude. . .	1	id.
Poudre de Sabine.	1	id.

Parfumez et mélangez exactement.

Quelques instants après on procède à un nouveau lavage pour se débarrasser de cette poudre absorbante.

On ne saurait trop insister sur la recommandation du choix des femmes. L'aspect extérieur du visage, de la conformation du corps et du coloris de la peau et des gencives peut procurer des données d'une certaine valeur. Ainsi on ne doit user qu'avec prudence de la fréquentation des femmes qui ont leurs règles ou des pertes blanches.

Je viens d'esquisser quelques moyens privés capables de mettre un frein au débordement des infections vénériennes. Cette question de préservation est déjà considérable, mais elle se rapetisse à côté de celle plus gigantesque, aux proportions grandioses, qui constitue la sauvegarde de la santé publique. La police sanitaire contre la prostitution est une des branches les plus vigoureuses de l'hygiène publique, mises sous la protection directe de l'autorité.

En employant toute la sévérité permise par les arrêtés et règlements concernant les femmes de joie, je suis convaincu qu'on amoindrirait sensiblement le nombre des maladies.

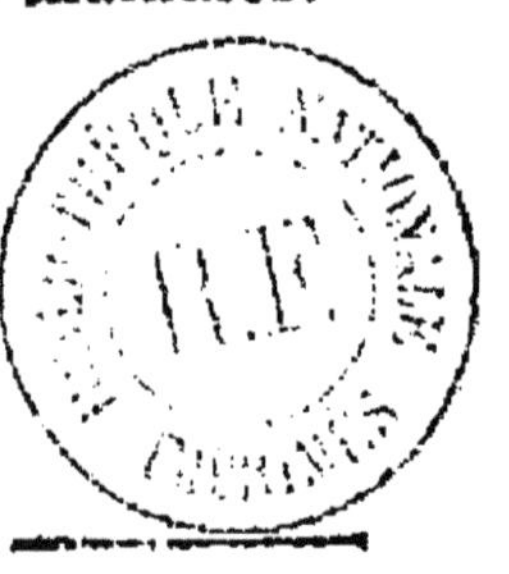

PARIS. — IMP. VICTOR GOUPY, RUE DE RENNES, 71.

12

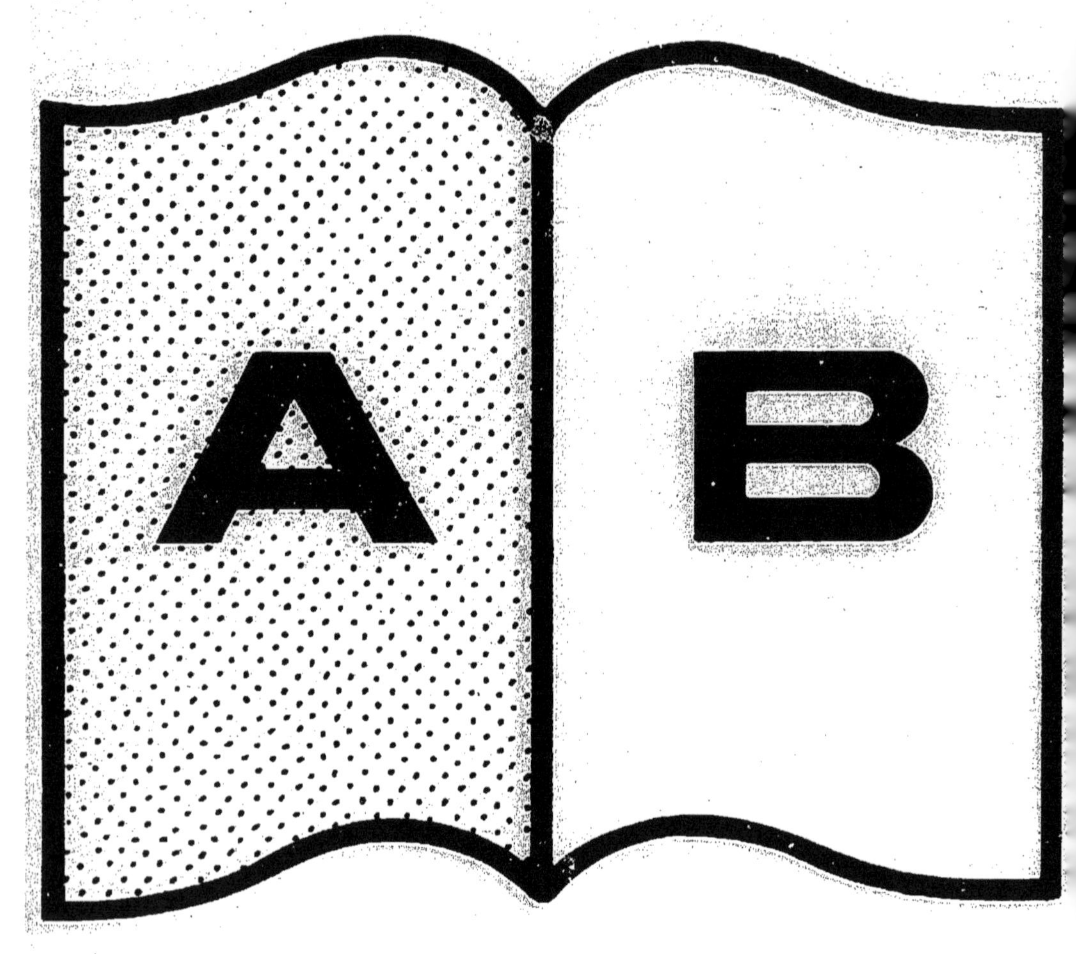

Contraste insuffisant

NF Z 43-120-14

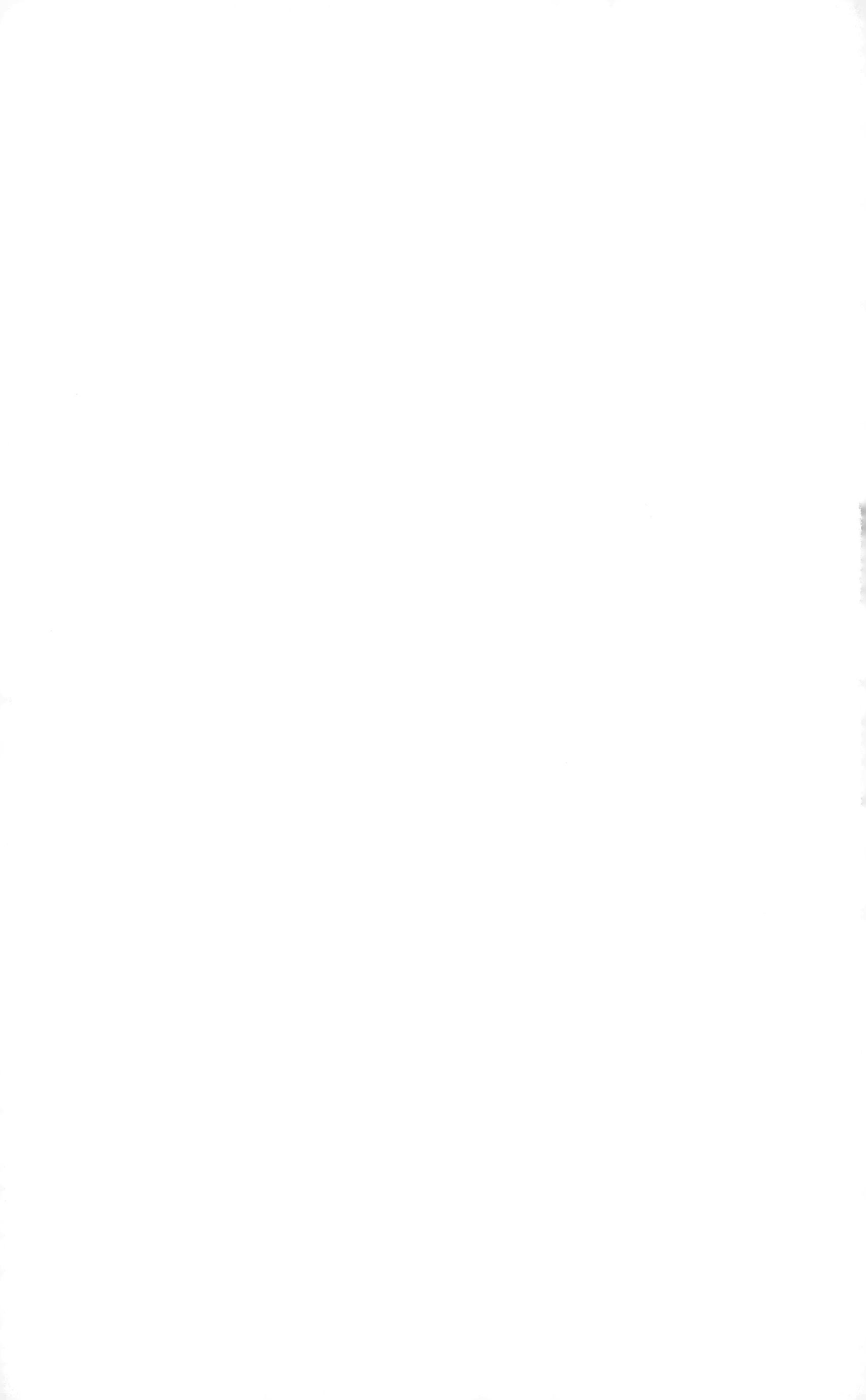

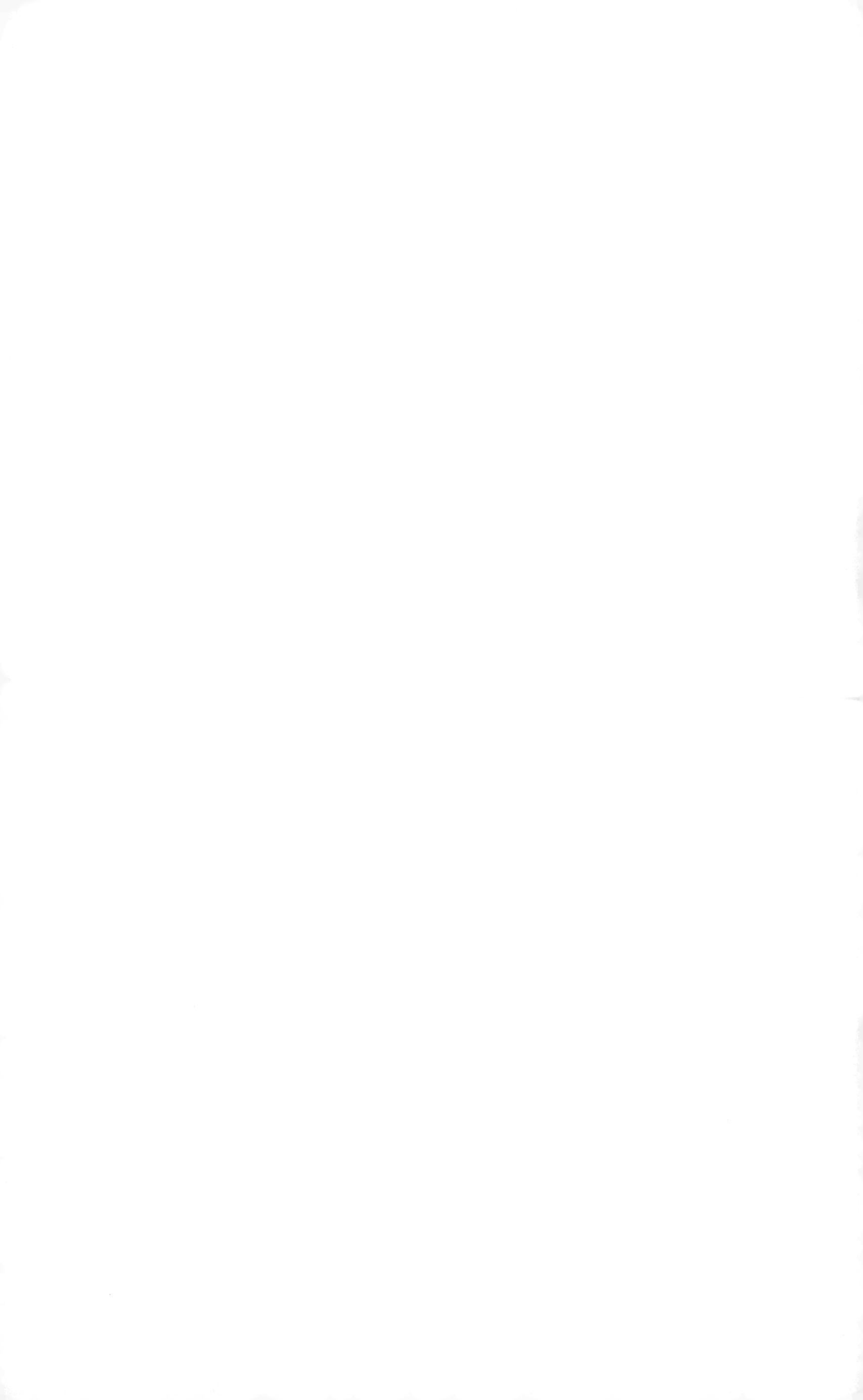

www.ingramcontent.com/pod-product-compliance
Ingram Content Group UK Ltd.
Pitfield, Milton Keynes, MK11 3LW, UK
UKHW012050240726
13965UKWH00003B/1182